U0250126

浅谈
过敏预防

主　编　刘光辉
副主编　徐姗姗　刘　迁　杨永仕

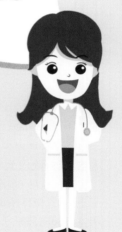

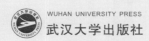
WUHAN UNIVERSITY PRESS
武汉大学出版社

图书在版编目（CIP）数据

浅谈过敏预防/刘光辉主编 . —武汉:武汉大学出版社,2019. 1
ISBN 978-7-307-20652-6

Ⅰ.浅… Ⅱ.刘… Ⅲ.变态反应病—防治 Ⅳ.R593.1

中国版本图书馆 CIP 数据核字(2018)第 273466 号

责任编辑:任仕元 责任校对:汪欣怡 版式设计:韩闻锦

出版发行:**武汉大学出版社** （430072 武昌 珞珈山）
（电子邮件:cbs22@ whu.edu.cn 网址:www.wdp.com.cn）
印刷:武汉中科兴业印务有限公司
开本:880×1230 1/32 印张:6.625 字数:115 千字 插页:5
版次:2019 年 1 月第 1 版 2019 年 1 月第 1 次印刷
ISBN 978-7-307-20652-6 定价:40. 00 元

编委会

主　编　刘光辉
副主编　徐姗姗　刘　迁　杨永仕

编　者（按姓氏音序排列）
　　　　董　翔　付　维　甘　辉　刘光辉　梁慧玲　刘　迁
　　　　李　巍　彭　超　潘　敏　漆昱明　孙媛丽　王　玲
　　　　谢　青　徐姗姗　颜希希　杨永仕　张珺珺

审　稿　杨　林　李文静

插　图　汪　卿

主编单位
武汉大学过敏反应研究所
武汉大学中南医院过敏反应科

副主编单位
武汉大学中南医院过敏反应科
华中科技大学同济医学院附属同济医院过敏反应科

序 言

　　过敏性疾病已成为继心脑血管疾病、肿瘤、慢性呼吸疾病、糖尿病与代谢性疾病、精神心理疾病之后，又一威胁人类健康的重大慢性疾病。过敏性疾病涉及全身多个系统和器官，受环境、遗传、过敏原等多方面影响，其高发病率及对人类健康的影响，受到国内外的广泛关注。

　　世界卫生组织（WHO）发布的官方报告指出，22%～25%的全球人口曾经或正在遭受过敏性疾病的困扰，并且患病率在持续升高。近年来，关于我国过敏性疾病的调查显示：我国3000万哮喘患者中2/3为过敏性哮喘；18个主要城市中成人过敏性鼻炎的平均患病率达 17.6%；儿童哮喘患病率由1990年的1.09%上升到2010年的3.02%，20年来患病率升高了近两倍。

　　但是，在看似触目惊心的患病率背后，是过敏性疾病可防可治的真相。过敏性疾病的日常预防需要从对过敏原的隔绝着手，采用对症治疗也可以达到很好的效果。《浅谈过敏预防》这本书，图文并茂地从基础知识、预防、诊断和治疗等方面向读者阐述了过敏性疾病，遣词造句深入浅出，绘画风格生动形象，读者可在轻松的阅读中了解过敏性疾病，达到医患共御疾病的目的。

感谢本书作者们的辛勤劳动，希望广大读者在通俗易懂的科普文章中，初步掌握过敏性疾病的防治知识，以便有效预防和诊治过敏性疾病。

王　辰

中国工程院院士

中国医学科学院北京协和医学院校长

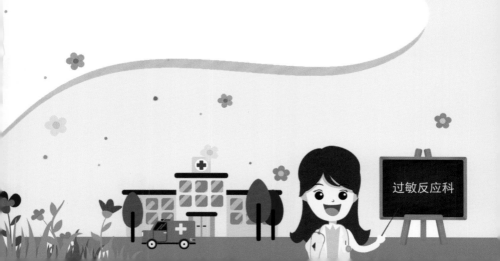

过敏反应科

前言

随着人们生存环境和生活方式的改变，过敏性疾病的发病率正逐年升高，严重影响着患者的生活质量。目前全球约有22%的人群患过敏性疾病，过敏已成为全球健康问题。

过敏性疾病作为常见病、多发病、流行病，已受到国际社会和医学界的高度关注与重视，世界卫生组织（WHO）和世界过敏组织（WAO）也积极组织并协调开展全球过敏性疾病的预防和诊治工作。我们深知，只有提高医务工作者和普通民众对过敏性疾病的认识，才能更好地提高过敏性疾病的防治能力，因而对过敏性疾病的科普宣教甚为重要。

本书紧跟全民健康步伐，致力于普及过敏性疾病预防的相关知识。本书以公共卫生服务和患者个体服务为主要目的，从过敏性疾病的基本概念、发病机制、诊断方法到疾病治疗，介绍了什么是过敏性疾病；从常见过敏原的防护到常见过敏性疾病的诊治，由点到面、由浅入深地阐述了疾病的发生发展到预防诊治的全过程。希望能帮助读者认识过敏性疾病，帮助更多的患者做好过敏性疾病的预防，帮助更多的基层医生了解过敏性疾病的诊治。

由于参编人员大多是初次参加编写工作的年轻医务工作者，知识水平有限，写作风格和学术水平还有待提高，加之时间仓促，书中的不足之处在所难免。我们期待着各位前辈、广大同仁以及读者朋友们的批评指正，使本书不断完善。

　　愿本书能为我国过敏性疾病健康科普、疾病预防教育事业做出贡献！

刘光辉

中华预防医学会过敏病预防与控制专业委员会第一届主任委员

武汉大学过敏反应研究所

武汉大学中南医院过敏反应科

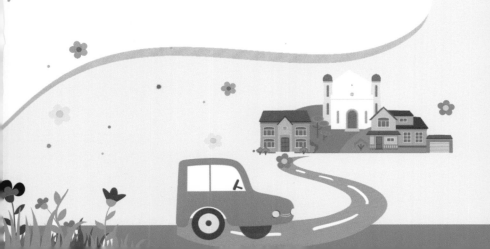

目　　录

第一章
什么是过敏性疾病

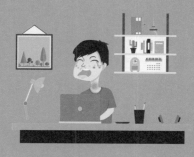

第一节　过敏是怎么回事呢

生活中，你是否也有这样的烦恼：每天晚上睡觉或清晨起床时，鼻子痒、鼻子塞，喷嚏也打个不停，清水样的鼻涕就像关不住的水龙头一样止不住地流，十分闹心；春暖花开的季节，手臂、大腿等处会出现大小不一的疙瘩，用手一抓，小疙瘩就融合成一片，反反复复，瘙痒难忍；和亲朋好友聚餐，一吃虾蟹等海产品，会出现嘴唇眼睑水肿，呕吐、腹痛、腹泻等症状。过敏，潜伏在我们的生活中，伺机而动(见图 1.1-1)。

一、过敏是怎么回事呢?

过敏，这个名词中国老百姓几乎都知道，可见在生活中"过敏"是多么的常见。生活中，"过敏"这个词被宽泛地使用着，用来表示机体对某种东西的刺激过于敏感。一提起过敏，大家往往最先联想到的是冷空气过敏、灰尘过敏、花粉过敏、海鲜过敏等，但大家却未必真正了

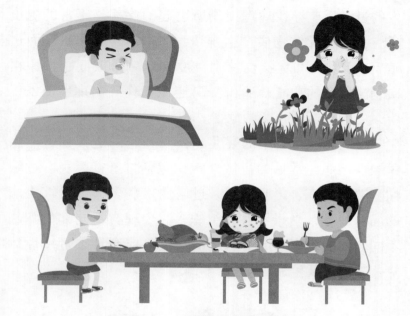

图 1.1-1　生活中的常见过敏

解过敏。

过敏，从字面意思来理解就是对环境的过度反应。比如，当接触、食入或吸入某种物质时，我们的身体产生不正常的反应。通常，这些物质本身不会对大多数人的身体产生任何危害，但在少部分人身上却出现了损害机体的反应，这就是所谓的过敏反应。而这种引起过敏反应的物质，就是我们常说的"过敏原"。

过敏性疾病又称变态反应性疾病，是指由过敏原诱发的过敏反应导致病理损伤所引起的疾病。正常的免疫反应,是对异体物质产生排斥,使机体得到保护;而过敏反应,则是机体接受特定抗原持续刺激或同一抗原再次刺激所致的功能紊乱和(或)组织损伤等病理性免疫反应,可产生不同程度的危害。

其实,从刚出生的婴儿到白发苍苍的老人都可能患过敏性疾病,常见的过敏性疾病包括过敏性鼻炎、过敏性哮喘、湿疹、荨麻疹等。过敏性疾病多为全身性疾病的局部表现,受累器官和组织多,表现在不同部位则是不同名称的疾病。严重的过敏反应可能会导致过敏性休克,甚至危及生命(见图 1.1-2)。

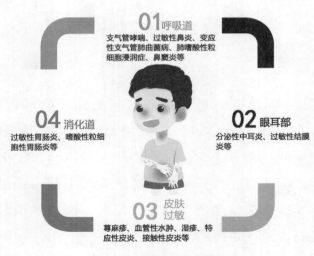

图 1.1-2 常见过敏性疾病

二、过敏性疾病是常见病，多发病

随着人们的生活环境及生活方式的变化，过敏性疾病的发病率正在逐年升高。世界卫生组织（WHO）在 21 世纪到来时发布的报告中指出：全球约 20% 的人群患过敏性疾病。过敏性疾病已成为全球健康的重大问题，被称为继心血管疾病、肿瘤、糖尿病、呼吸系统疾病、精神心理疾病后的第六大疾病，已引起世界卫生组织和社会各界的高度关注。

根据世界过敏组织（WAO）的数据统计，目前全球过敏性疾病的发病率已达 22%。2005 年，北京同仁医院张罗教授的团队曾完成了过敏性鼻炎的第一次全国流行病学调查，中国过敏性鼻炎的患病率为 11.1%。2011 年再次调查时发现其患病率明显上升，已经从 11.1% 上升到 17.6%（见图 1.1-3）。有专家指出，我国过敏性疾病的发病率已超过 20%，有 2 亿多人患过敏性疾病，而婴幼儿人群排在前列。2016 年，中国疾病预防控制中心的一项研究表明，我国 0~24 月龄婴幼儿曾发生或正在发生过敏性疾病症状的比例为 40.9%，成为受过敏性疾病威胁最大的群体。

研究显示，我国沿海地区过敏性疾病的发病率高于内地；工业发达地区高于农业地区；经济发达地区高于

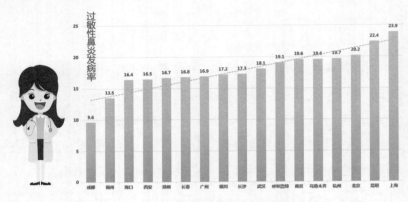

图 1. 1-3 2011 年全国各地过敏性鼻炎发病率

贫困地区(见图 1. 1-4)。这可能与人们生活水平的提高、生活方式的变化和接触过敏原的机会增多有关。

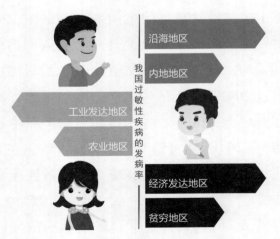

图 1. 1-4 不同地区过敏性疾病发病率对比

　　过敏性疾病是一种常见病、多发病，越来越多的人开始关注过敏性疾病。2005年，世界过敏组织（WAO）联合各国变态反应机构共同发起了对抗过敏性疾病的全球倡议（见图1.1-5），将每年的7月8日定为世界过敏日，旨在通过增强全民对过敏性疾病的认识，共同预防过敏性疾病。2016年，中国医师协会变态反应医师分会宣布将每年8月的第二周定为"中国过敏防治周"（见图1.1-6）。目前，我国还没有普通人群的过敏性疾病流行病学数据，这还需要我们过敏反应领域的医务工作者们共同协作努力，早日完成全国过敏性疾病的流行病学调查，更好地指导我国过敏性疾病的预防和诊治工作。

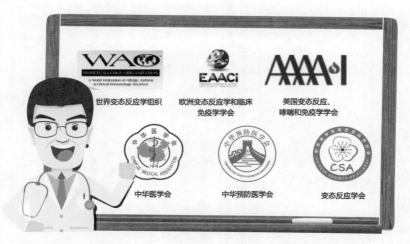

图1.1-5　各国变态反应机构共同发起了对抗过敏性疾病的全球倡议

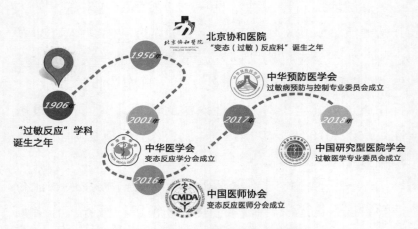

图 1.1-6 我国过敏反应学科的建立与发展

第二节　过敏是怎么发生的

　　你是不是也有这样的疑问：过敏，是怎么发生的呢？是因为免疫力低了还是免疫力高了呢？为什么以前都不过敏的东西，突然就过敏了呢？同样的东西，为什么有的人过敏，有的人不过敏呢？（见图 1.2-1）

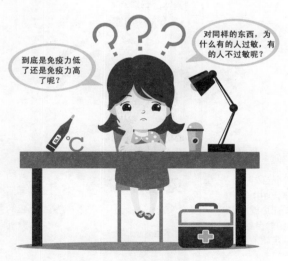

图 1.2-1　过敏是怎么发生的

　　首先，让我们一起来了解一下机体的免疫系统。免疫系统是一种自我保护系统，能帮助机体"排除异己"，稳定自身。医学上，将免疫系统的功能概括为三个方面：①免疫防御；②免疫稳定；③免疫监视(见图1.2-2)。正是由于免疫系统正常运作时可识别和排斥异物，维持机体的平衡和稳定，才使得我们能正常生活。这些功能不能过低，也不能过高。低了或缺乏了，就容易感染各种病原菌，出现肿瘤等。当然，过高也不行，否则容易患上自身免疫性疾病等。

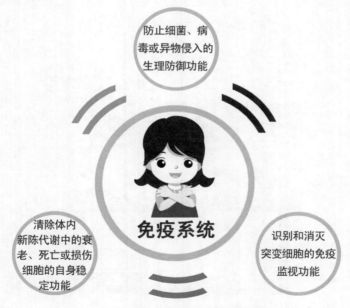

图 1.2-2　免疫系统的功能

对于过敏反应性疾病，我们更多地倾向于是体内免疫平衡和稳定被破坏所致。在我们的身体内部，免疫系统无时无刻不在进行着"战斗"，发挥着"清除异己"的功能。在这些没有硝烟的"战斗"中，由于某些原因，我们的免疫系统对无害的物质或细胞也发起了攻击，使原有的免疫平衡被打破，发生了偏移，就有可能导致机体发生过敏反应。

在大多数情况下，我们在接触外界物质如水、空气、食物、花草等时，都不会发生过度反应，机体是处于一种相对稳定的状态。这种不过敏的状态，是因为人类在长期的进化过程中所形成的一种耐受机制。我们可以理解为不是人们接触这些物质不发生反应，而是发生了一种叫"耐受"的反应。

医学上，按照变态反应的发生速度、发生机制及临床特点，把变态反应分为Ⅰ、Ⅱ、Ⅲ、Ⅳ四种类型。

Ⅰ型变态反应，又称速发型过敏反应，发生和消退都很快，一般在接触过敏原后的几秒或数十分钟内出现，是临床上最常见的一种。当过敏原初次进入身体时，刺激了身体里的 B 细胞，使 B 细胞经过一系列的增殖和分化，产生针对过敏原的特异性 IgE 抗体。经过一段时间，IgE 便会特异性结合在肥大细胞和嗜碱性粒细胞表面，这个过程就是致敏阶段。当再次接触过敏原时，过敏原偶联致敏肥大细胞和嗜碱性粒细胞上相邻的 IgE，激活肥大细胞和嗜碱性粒细胞发生脱颗粒，释放组胺等活性介质，这个过程被称为激发阶段。释放的活性介质引起机体平滑肌收缩，毛细血管通透性增强，腺体分泌增多，可影响身体多个器官和组织，出现皮疹、水肿、腹泻、哮喘、痉挛等症状，严重的可发生休克，甚至导致死亡，这就是效应阶段（见图 1.2-3）。

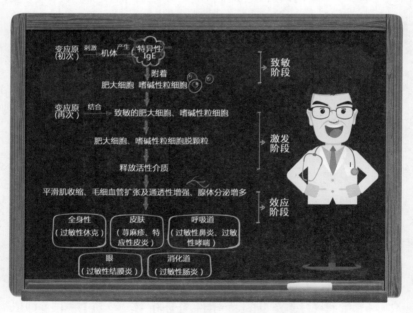

图 1.2-3　Ⅰ型（速发型）过敏反应的发生机制

Ⅱ型变态反应，即细胞毒型，多由 IgG 抗体与细胞本身的抗原成分或吸附在细胞表面的抗原相结合，通过不同的机制引起细胞损害。常见的Ⅱ型变态反应包括血型不符的输血反应、新生儿溶血性贫血等。

Ⅲ型变态反应，即免疫复合物型，是指在一定条件下，游离抗原与相应抗体结合形成免疫复合物，可沉积在局部，激活补体，并在多种细胞的参与下引发的一系列导致组织损伤的连锁反应。常见的Ⅲ型变态反应包括肾小球肾炎等。

Ⅳ型变态反应，又称迟发型过敏反应，发生速度较迟缓，一般在接触过敏原 18～24 小时后才会出现症状，48～72 小时可达高峰。当某些过敏原进入机体后，能刺激特异性致敏效应 T 细胞释放致敏因子，并与过敏原结合，形成一些非健康状态的细胞因子而引起迟发型过敏反应。临床上常见的接触性皮炎就属于Ⅳ型过敏反应。

可见，过敏反应的发生与个人的免疫功能状态以及所接触的过敏原种类和性质等有关。在生活中，我们应注意加强锻炼，合理饮食，劳逸结合，使机体免疫系统正常运转，减少过敏反应的发生。

第三节 过敏体质会遗传吗

一、你是过敏体质吗?

所谓过敏体质,主要是指由于遗传因素从父母处遗传而来,使人体对某些物质容易过敏的身体状态。临床上,一般将容易发生过敏和患过敏性疾病的状态,称为"过敏体质"。具有"过敏体质"的人易患过敏性疾病,如过敏性鼻炎、过敏性哮喘、湿疹、荨麻疹等。有的患者则可能对某些食物、药物特别敏感,出现食物过敏或药物过敏反应。

在生活中,有过敏性疾病病史的父母可以多多留心观察一下:孩子是不是经常出现皮疹、身上痒、长疙瘩?是不是经常揉眼睛、抠鼻子、流鼻涕、打喷嚏?下眼睑是不是老有黑眼圈?剧烈活动后是不是会咳嗽、气喘?如果以上有好几种现象都存在,那孩子就很可能是过敏体质!

从免疫学的角度来说，过敏体质的人确实与不容易发生过敏反应的人有明显的差别(见表 1.3-1)。

表 1.3-1 过敏体质人群与不易过敏人群的区别

	不易过敏的人群	过敏体质人群
血清IgE含量	含量极微	比不易发生过敏反应的人高1~10倍
辅助性T细胞(Th1/Th2)	比例协调平衡	Th2细胞占优势,可诱导IgE的合成,使血清IgE水平升高
某些消化酶、组织胺酶	正常	缺乏消化酶,使蛋白质未充分分解即吸收入血,可引起胃肠道过敏反应,缺乏组织胺酶,对引发过敏反应的组织胺不能破坏,过敏症状明显

二、过敏会遗传吗?

过敏会遗传吗? 答案是肯定的, 会!

很多人都很惊讶过敏竟然还会遗传! 过敏性疾病发生的危险因素主要是遗传因素和环境因素。研究表明, 过敏性疾病属于多基因遗传倾向的疾病, 由两对以上基因共同作用造成, 并且无显性和隐性之分。虽然每对基因的作用较小, 但有积累效应。一般来说, 父母均无过敏性疾病的病史时，下一代仍有 5%~15% 的患病可能；
而父亲患此病，下一代患病概率为 20%~40%；母亲患此
病，下一代患病的概率为 40%~60%；如父母均患此病，
则下一代的患病概率可达 60%~80%（见图 1.3-1）。

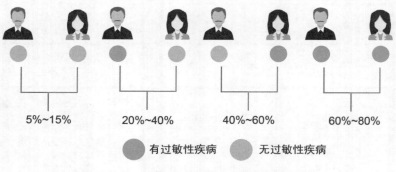

图 1.3-1 各种情况下下一代患过敏性疾病的概率

这种遗传也许不像其他遗传性疾病那样明显，从父
代到子代的遗传也并不一定符合传统意义上的遗传规则。
举个例子，父亲和（或）母亲是过敏性鼻炎患者，孩子患
过敏性疾病的概率就要比其他的孩子高很多，但孩子不
一定会表现为过敏性鼻炎，有可能是出现食物过敏、湿
疹等过敏性疾病。生活中有很多父母本身不是过敏体质，
但孩子是过敏体质，这很可能是由于祖父母或父母的兄
弟姐妹中存在过敏体质。

　　基因的改变需要几代人的时间，不是一蹴而就的，过敏性疾病的快速增长与环境的关系可能更为密切，而接触环境中的过敏原是过敏性疾病发病的主要诱因。因此，过敏性疾病的预防可能更多地需要我们从避免接触过敏原着手，以减少过敏性疾病的发生。

第四节 过敏虽小，影响却不小

一、过敏真不是娇气

很多人认为过敏是小病，忍忍也就过去了，没有引起重视，甚至认为过敏就是娇气。你可能无法体会过敏性鼻炎患者的苦恼，鼻子眼睛奇痒无比，喷嚏一个接一个，眼泪与鼻涕齐飞；你可能也无法想象，荨麻疹患者晚上一躺下就开始全身挠抓，迷迷糊糊好不容易睡着了却被痒醒的崩溃；你可能也无法理解，因为食物导致过敏性休克的患者对食物的关注和谨慎小心。过敏这个病虽小，但是对人们身体健康、生活、情绪等方面的影响却是非常大的。对过敏较严重的人来说，这不仅仅是降低生活质量的问题，有时候甚至还会因为过敏而使生命受到威胁。

过敏性鼻炎：过敏性鼻炎是最常见的过敏性疾病之一，发作时常表现为阵发性喷嚏、流大量清水样鼻涕、鼻痒、鼻塞等，常合并眼痒、流泪、头痛等症状。过敏性鼻炎容易导致注意力不集中、疲倦，降低工作和学习效率。对孩子而言，因为鼻痒鼻塞等症状影响睡眠，可能还会影响孩子的生长发育。而长期张嘴呼吸会影响到牙齿的健康，甚至影响面容。过敏性鼻炎绝不是一个小病，如果不加以控制，它可以引起鼻窦炎、过敏性哮喘等多种并发症，甚至还会影响听力和嗅觉，严重影响患者的日常工作和生活(见图1.4-1)。

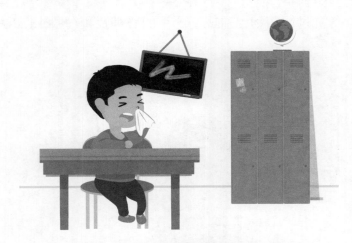

图1.4-1 过敏性鼻炎降低工作和学习效率

荨麻疹：荨麻疹是由机体皮肤、黏膜真皮内小血管反应性扩张及渗透压增加而产生的一种局限性水肿反应。

临床上以皮肤黏膜潮红、大小不一的风团和瘙痒为特征，起病急，瘙痒剧烈，可伴血管性水肿。任何年龄的人群均可发生荨麻疹，且持续时间较长。荨麻疹的病因非常复杂，药物、食物、吸入物、感染、精神及内分泌因素等都可以诱发荨麻疹。很多患者甚至觉得自己莫名其妙就出现了荨麻疹，症状稍微严重一些或者对瘙痒耐受较差的人，就会感到非常痛苦。而颜面部水肿、全身皮肤遍布风团、瘙痒难忍，不仅影响工作和社交，也影响睡眠和情绪。很多患者甚至不敢出差，不敢外出旅游，包里也常备抗过敏药物，造成了严重的心理负担(见图 1.4-2)。

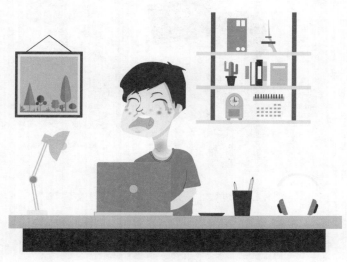

图 1.4-2　荨麻疹

　　湿疹：湿疹是由多种内外因素引起的一种慢性复发性、具有明显渗出倾向的炎症性皮肤病，可发生在各个年龄阶段，可持续数月、数年甚至数十年，最显著的症状是瘙痒剧烈。湿疹也是婴幼儿常见的皮肤疾病之一，对宝宝来说，湿疹就像个顽固不化的敌人，一旦出现了，就会反反复复骚扰宝宝，瘙痒难忍，挠得满身抓痕，严重影响宝宝的睡眠和生长发育。而宝宝湿疹反反复复地出现，需要更多的皮肤护理、哺乳期间饮食的控制、宝宝奶粉的选择，等等，都是妈妈们的烦恼（见图1.4-3）。

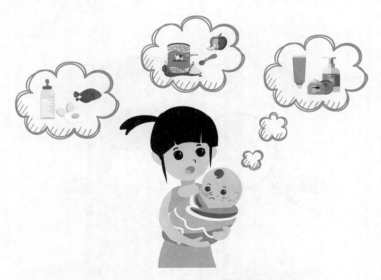

图1.4-3　宝宝湿疹给妈妈们带来诸多烦恼

　　食物过敏：食物过敏是食物过敏原通过消化道、皮肤、呼吸道等方式接触人体而引发的一种非正常的免疫反应，可引起一系列的临床症状，主要包括哮喘、湿疹、荨麻疹、血管神经性水肿、过敏性胃肠炎、口腔变态反应综合征等。严重时，可引发过敏性休克、急性哮喘发作、喉头水肿等反应而威胁生命。对食物过敏的患者来说，不能随意跟家人朋友外出聚餐，不能随意吃不熟悉的食物，需要时刻关注食品标签等，总在担心会不会不小心吃了会过敏的食物，给患者造成巨大的心理负担(见图 1.4-4)。

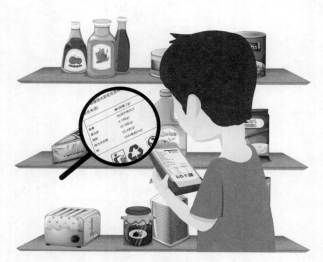

图 1.4-4　食物过敏

可见，过敏真不是矫情。过敏性疾病并不像大家以为的那样是个小病，它渗透在我们生活的方方面面，给过敏性疾病患者带来了严重的身心危害。在生活中，我们应该注意避免接触已知过敏原，发生过敏反应时应积极采取措施应对，以保持身心健康。

二、过敏有规律可循吗？

过敏性疾病的发生及其发展过程尚不完全清楚。但美国学者基于流行病学资料研究，提出了过敏反应进程的概念，认为过敏性疾病的发生发展有一定的顺序或规律可循。婴儿或儿童等生命早期出现某种过敏性疾病的症状，常常预示着其未来将发生其他过敏性疾病，这种现象被称为过敏性疾病的自然进程。

近年来，越来越多的研究证实了过敏性疾病的自然进程。对过敏体质人群来说，一般先出现食物过敏、特应性皮炎或湿疹，随着年龄的增长，继而发展为过敏性鼻炎、支气管哮喘等。从过敏原种类上来看，在婴儿早期就可出现食物过敏，以鸡蛋、牛奶过敏最为常见；在幼儿期以后逐渐出现对吸入性过敏原过敏，对尘螨、真菌等室内吸入性过敏原敏感先于花粉等室外吸入性过敏原。过敏进程也提示我们，早期出现食物过敏、特应性皮炎的患儿随后出现过敏性鼻炎、过敏性结膜炎、过敏性哮喘的比例显著增加(见图 1.4-5)。

过敏进程在一定程度上反映了机体适应性免疫的发展及成熟过程,也在一定程度上反映了机体对特异性过敏原的暴露顺序。根据过敏进程,我们可以在下一个预计的过敏反应事件出现前通过一定的预防措施避免其发生和发展。

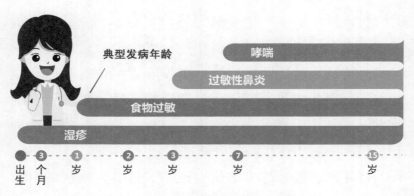

图 1.4-5 过敏性疾病的自然进程

第五节　过敏原该怎么检测呢

　　临床上，由于没有找到引起过敏的真正原因，很多过敏性疾病的患者只能对症治疗，无法对因治疗，从而导致病情反复，甚至加重。过敏性疾病治疗的最根本方法就是避免接触已知过敏原。只有准确查找过敏原，才能采取针对性的措施进行规避。因此，我们有必要了解一下如何查找过敏原。

　　目前，临床上过敏原的检测方法主要有体内试验和体外试验。体内试验主要包括皮肤试验(最常用的是皮肤点刺试验和斑贴试验)和激发试验，而体外试验主要是血清过敏原特异性 IgE 的检测。

一、皮肤点刺试验

　　皮肤点刺试验是欧美国家公认的最方便、经济、安全、有效的过敏原检测方法，安全性和灵敏度高，临床相关性和重复性较好，是过敏性疾病首选的快速诊断的方法之一。皮肤点刺试验的疼痛感很轻，患者也容易接受。

皮肤点刺试验的判读方法是观察过敏原进入体内后局部皮肤出现的反应。如果受试者对该过敏原过敏，则微量过敏原进入试验部位皮下组织后，与肥大细胞表面的过敏原特异性 IgE 结合，诱导肥大细胞脱颗粒并释放组胺及其他炎性介质，使局部皮肤充血水肿，表现为高出皮面的红晕或风团。根据红晕的程度和风团的直径大小，可评估受试者对相应过敏原的过敏程度。

皮肤点刺试验在受试者的前臂屈侧皮肤进行，在确定的位置滴加用于检测的纯化过敏原悬液，再用特制的皮肤点刺针做点刺，等待 15 分钟左右判断结果。为了确定各个病人的皮肤反应，必须用组胺液（阳性对照）及生理盐水（阴性对照）进行对照试验，排除假阴性或假阳性结果。当皮肤点刺部位出现风团、红晕时，即可根据直径大小判断是否过敏。目前，多种常见的吸入性和食入性过敏原都可进行皮肤点刺试验。需注意的是，皮肤点刺试验可能受到皮肤反应性和药物的影响。因此，接受皮肤点刺试验前需要停用抗过敏药物和含抗过敏成分的药物，如感冒药等（见图 1.5-1）。

皮肤点刺试验筛查的往往是日常生活中比较常见的过敏原，对不常见的过敏原，如某些蔬菜水果，可用新

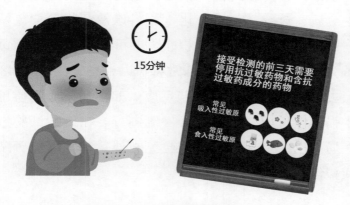

图 1.5-1 过敏原皮肤点刺试验

鲜的蔬菜水果做点对点的皮肤点刺试验。过敏原的种类成千上万，因而有的过敏性疾病患者尽管有非常典型的过敏症状，但点刺试验结果有可能是阴性的。

二、斑贴试验

斑贴试验是目前用于诊断接触性皮肤过敏反应最简单、最准确的方法。其原理与过敏性接触性皮炎的发病机制相似。当患者因皮肤或黏膜接触过敏原发生过敏反应后，若再次接触到同一过敏原或与过敏原化学结构类似、具有相同抗原性的物质时，接触部位就会出现皮肤炎症的改变。

斑贴试验检测的接触性过敏原主要是日常生活中的常见金属、芳香类物质、化工原料以及药物等。斑贴试验一般在后背部进行，面积较大，可同时进行多种过敏原试验，且不影响美观。通常将斑贴贴敷于上背部48小时后去除，72小时观察皮肤反应。如预期某些物质可能发生强阳性反应，可在上臂外侧进行。在斑贴试验过程中，局部皮肤要保持干燥，避免剧烈运动，以免斑贴脱落或移位(见图1.5-2)。

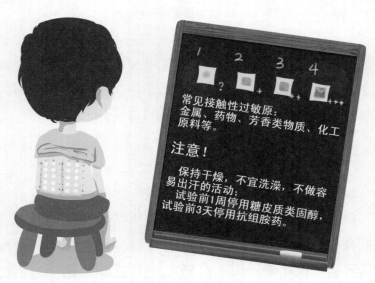

常见接触性过敏原：
金属、药物、芳香类物质、化工
原料等。

注意！

保持干燥，不宜洗澡，不做容易出汗的活动；
试验前1周停用糖皮质类固醇，
试验前3天停用抗组胺药。

图1.5-2 斑贴试验

三、进行皮肤试验的注意事项

过敏症状在急性发作期应暂缓皮肤试验，避免加重病情。有过敏性休克病史、哮喘发作期、严重急性炎症和发热性疾病等也应避免进行皮肤试验。在进行过敏原皮肤试验前需停用抗过敏药物(见图 1.5-3)。

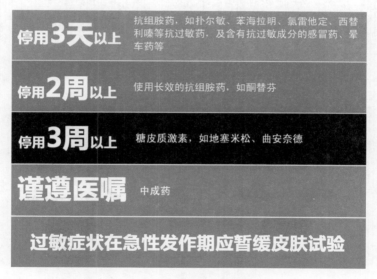

停用 **3天** 以上　抗组胺药，如扑尔敏、苯海拉明、氯雷他定、西替利嗪等抗过敏药，及含有抗过敏成分的感冒药、晕车药等

停用 **2周** 以上　使用长效的抗组胺药，如酮替芬

停用 **3周** 以上　糖皮质激素，如地塞米松、曲安奈德

谨遵医嘱　中成药

过敏症状在急性发作期应暂缓皮肤试验

图 1.5-3　皮肤试验的注意事项

四、激发试验

根据患者的病史，我们还可以选择激发试验，如眼结膜激发试验、鼻黏膜激发试验、支气管激发试验、食

物激发试验等。虽然激发试验是确定过敏原最准确的方法之一,但因其有一定的风险,可引起严重过敏反应,在临床上的开展受到一定的限制。

1. 眼结膜激发试验

将一定浓度的过敏原滴入患者的一只眼中,另一只眼滴入生理盐水作为对照,10分钟后观察结果,常用来诊断花粉性结膜炎、春季卡他性结膜炎(见图1.5-4)。眼结膜激发试验简便易行,无痛苦,但应注意避开疾病急性发作期以及饮酒、服药等影响因素。

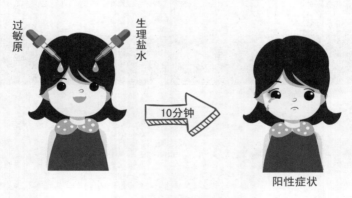

图1.5-4　眼结膜激发试验

2. 鼻黏膜激发试验

将一定浓度的过敏原或特制的膜片置于下鼻甲前端,以激发鼻部的过敏反应症状(见图1.5-5)。若患者出现鼻痒、鼻塞、流涕、打喷嚏等症状，即为激发试验阳性，临床上用于诊断过敏性鼻炎。

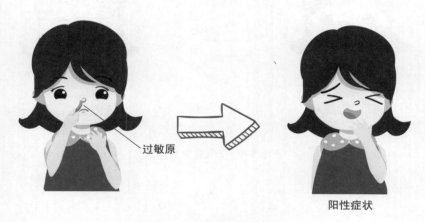

过敏原

阳性症状

图 1.5-5 鼻黏膜激发试验

3. 支气管激发试验

支气管激发试验是经过物理、化学或生物等刺激，诱发支气管平滑肌收缩、痉挛，通过测定肺功能指标的变化来判断支气管反应性的方法。临床上最常用的方法是让患者从低浓度到高浓度依次定量吸入支气管激发剂（乙酰甲胆碱、组胺），测定肺功能指标，并观察患者症状（见图1.5-6）。支气管激发试验较皮肤试验的特异性高，与患者的病史和症状相关性较强。常用于支气管哮喘的诊断、监测哮喘用药和观察脱敏治疗的效果等。

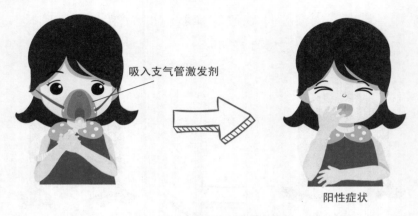

吸入支气管激发剂

阳性症状

图1.5-6 支气管激发试验

而针对特定过敏原的支气管激发试验，因其可能引起严重过敏反应，且较难以控制支气管痉挛收缩的幅度和时间，在临床上暂未常规开展。

4. 食物激发试验

食物激发试验是确定食入性过敏原的主要手段。让患者食入可能引起过敏反应的可疑食物，观察机体的反应，如出现口腔黏膜的水肿、皮疹、腹痛、腹泻等过敏反应，便可确定致敏食物(见图1.5-7)。食物激发试验可分为开放式激发试验，即医生和患者都知道被测试的食物是什么；单盲安慰剂激发试验，即只有医生知道测试的食物是什么，而患者不知道；双盲安慰剂激发试验，即医生和患者都不知道测试的食物是什么。双盲安慰剂激发试验是诊断食物过敏的"金标准"，最大限度地排除了患者和医生的主观判断。

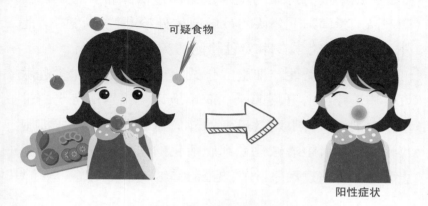

图 1.5-7　食物激发试验

五、血清特异性 IgE 抗体的检测

在绝大多数情况下，IgE 是引起过敏反应的主要物质，因此临床上诊断过敏性疾病时，过敏原特异性 IgE 是重要的诊断依据。血清中过敏原特异性 IgE 的水平可反映个体对该种过敏原是否过敏及过敏的严重程度。抽血检查过敏原特异性 IgE 不受药物影响，但耗时较长。对不适于皮肤点刺试验的患者，如皮肤划痕症、严重皮肤病、严重过敏反应、服用抗组胺药等，可选择血清特异性 IgE 检测。

目前，市场上商品化的过敏原特异性 IgE 检测试剂产品种类已有数百种，其中 ImmunoCAP 是临床应用最为广泛、结果最为可靠的全定量血清过敏原特异性 IgE 检测产品，是国际上公认的过敏原体外诊断"金标准"。此外，也有半定量检测和定性检测的产品可供选择。

此外，嗜碱性粒细胞活化试验近年来也在许多过敏性疾病诊疗中心开展起来。简单地说，就是用特定的过敏原试剂在试管中刺激患者的外周血，再通过流式细胞仪来测定全血中嗜碱性粒细胞活化的水平，以此来判断患者是否对该过敏原过敏(见图 1.5-8)。

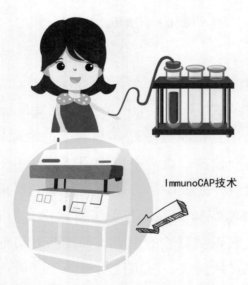

图 1.5-8　过敏原体外诊断"金标准"——ImmunoCAP 技术

　　需要强调的是，对有过敏性疾病的患者来说，详细记录和叙述病史尤为重要。过敏性疾病与其他疾病最大的不同，在于过敏性疾病的发生与患者的生活环境、生活方式、家族史等紧密相关。过敏原筛查不是用来诊断过敏性疾病的唯一标准，诊断过敏性疾病和对过敏原筛查的解读都应建立在患者病史和症状的基础上。可见，一份详尽而完整的病史对诊断过敏性疾病是非常重要的。在确定过敏性疾病是否由某一特定过敏原所致时，最准确的方法就是激发试验，但事实上却难以做到。因此，临床上诊断过敏性疾病应根据临床病史资料，与体内试验和体外试验相结合，缺一不可（见图 1.5-9）。

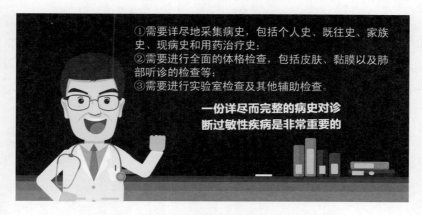

①需要详尽地采集病史，包括个人史、既往史、家族史、现病史和用药治疗史；
②需要进行全面的体格检查，包括皮肤、黏膜以及肺部听诊的检查等；
③需要进行实验室检查及其他辅助检查。

一份详尽而完整的病史对诊断过敏性疾病是非常重要的

图 1.5-9　病史资料对过敏性疾病的诊断尤为重要

我们进行过敏原筛查的目的在于：①进一步明确过敏性疾病的诊断；②明确病因，采取针对性治疗，能避免的尽量避免；③对于病因明确者，可以进行脱敏治疗。过敏原的种类繁多，目前的过敏原筛查种类无法涵盖所有的可能过敏原。所以，并不是查到过敏原才能确诊过敏性疾病，医生仍可通过典型的临床表现和其他辅助检查确诊过敏性疾病。

需要指出的是，防治过敏性疾病，首先要正确诊断。没有正确的诊断，就没有正确治疗的基础。我们不推荐用血清特异性 IgG 检测和生物共振方法诊断过敏性疾病。过敏原检测的选择，需要过敏专科医师根据患者的病史、症状和体征综合考虑。我们建议过敏性疾病患者选择到正规的过敏性疾病诊疗中心进行过敏原检测。

第六节　过敏性疾病能治愈吗

一、远离过敏原是最根本的治疗原则

　　世界过敏组织（WAO）提出过敏性疾病的治疗原则是：环境控制、药物治疗、免疫治疗、患者教育四位一体，个体化治疗，交互管理（见图 1.6-1）。我国变态反应

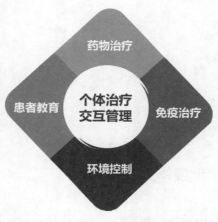

图 1.6-1　过敏性疾病的治疗原则

学家叶世泰老教授早在 60 年前就提出了针对过敏性疾病"避、忌、替、移"的四字方针。过敏原是引发过敏性疾病的主要因素，因此远离过敏原是最根本、最有效的治疗方法。

如确诊为尘螨过敏的患者，在家里就应该多注意勤洗勤换床单被套，减少尘螨孳生的环境。确诊为花粉过敏的患者，在花粉季节尽量减少外出或外出时佩戴口罩。确诊为某种食物过敏的患者，在饮食中就要注意避免食入含致敏物质的食物。确诊为某种药物过敏的患者，就要禁止服用或注射该致敏药物，并寻找可替代的药物(见图 1.6-2)。

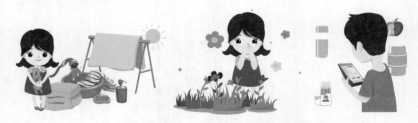

图 1.6-2　远离各种过敏原

二、过敏性疾病能治愈吗?

相信这是很多过敏体质和过敏患者最想知道答案的问题。然而，从理论上来说，过敏是机体排除异物的一种防御反应,是无法根治的。但是,我们也可以看到,很多过敏性疾病患者接受特异性免疫治疗,也就是脱敏治疗后,过敏症状确实得到了控制和改善。

脱敏治疗在临床应用已100余年,是过敏性疾病特有的针对病因的治疗方法。世界卫生组织(WHO)充分肯定其疗效并指出"特异性免疫治疗是影响过敏性疾病自然进程的唯一治疗手段"(见图1.6-3)。

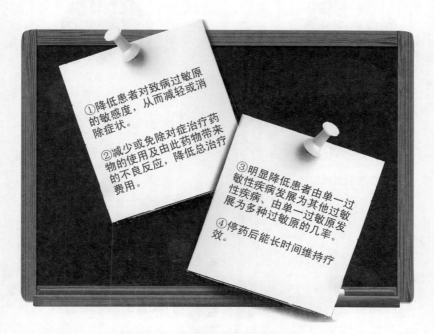

①降低患者对致病过敏原的敏感度,从而减轻或消除症状。

②减少或免除对症治疗药物的使用及由此药物带来的不良反应,降低总治疗费用。

③明显降低患者由单一过敏性疾病发展为其他过敏性疾病、由单一过敏原发展为多种过敏原的几率。

④停药后能长时间维持疗效。

图1.6-3　特异性免疫治疗的目的

　　脱敏治疗就是在确定患者的致病过敏原后，将该过敏原的蛋白提取物制成疫苗，通过注射或含服浓度从低到高、剂量从小到大的疫苗，从而使患者产生免疫耐受，再次接触过敏原时不再产生过敏症状或过敏症状减轻的一种针对病因的治疗方法。临床上使用较多的是皮下注射脱敏和舌下含服脱敏两种方法（见图 1.6-4）。

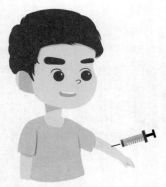
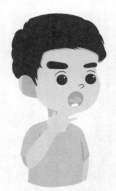

皮下注射脱敏治疗　　　　　　　　　　　　舌下含服脱敏治疗

图 1.6-4　皮下注射脱敏治疗和舌下含服脱敏治疗

　　目前，脱敏治疗主要用于由吸入性过敏原（如尘螨、花粉、霉菌等）引起的呼吸道过敏性疾病，如过敏性鼻炎和过敏性哮喘，也正在逐渐探索应用于皮肤过敏中。对于单纯季节性过敏性鼻炎患者，如果症状持续时间每年不超过 2 个月，可考虑发病季节用药对症处理，也可以在发病季节前开始脱敏治疗,这样可以减少发病季节药物的使用,同时能够减轻在发病季节的过敏症状。但是,对于能完全避免接触的过敏原,如对宠物毛发及皮屑过敏的患者,最有效的治疗方法还是避免饲养致敏宠物。而食物过敏、药物过敏目前还没有成熟的方案指导脱敏治疗。

脱敏治疗的疗程一般需要 3~5 年,治疗包括增量治疗期和维持治疗期两个阶段(见图 1.6-5)。其起效时间较长,而过敏个体差异较大,短期使用达不到脱敏治疗本身的效果,因此不建议短期使用。开始接受脱敏治疗后,请按医嘱进行足疗程治疗,以让脱敏治疗发挥其最大效力。

脱敏治疗的安全性和有效性已经得到了世界各国研究的验证。而脱敏治疗的主要不良反应在于局部过敏反应和全身过敏反应。在治疗过程中,患者可能出现注射部位局部红肿硬结、过敏症状加重等。但脱敏治疗的不良反应发生率很低,通常症状轻微,一般经对症治疗可迅速缓解,只有极少数患者可能出现严重过敏反应。只要严格按照医生指导及注意事项执行,治疗前后对患者进行全面的临床评估(见图 1.6-6),将有效降低和避免不良反应的发生。

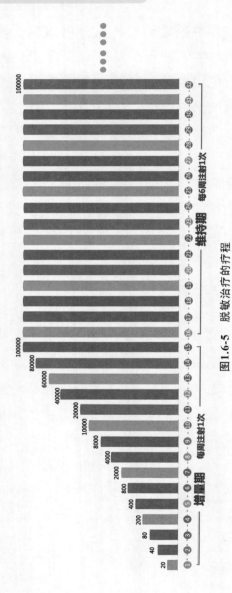

图1.6-5 脱敏治疗的疗程

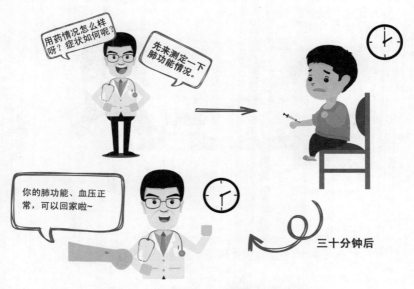

图 1.6-6 治疗前后对患者进行临床评估

　　有些患者认为我已经打了脱敏针，就不需要其他治疗了。这是不对的！（见图 1.6-7）脱敏治疗早期无法迅速达到控制症状的效果，脱敏治疗期间如果有症状发作，特别是呼吸道症状和皮肤症状，建议使用相应的药物（如局部激素、抗过敏药等）控制症状。过敏性疾病的治疗是"四位一体"全方位的，脱敏治疗只是治疗的一部分。在接受脱敏治疗的同时，也应采取有效措施避免接触致病过敏原，并根据病情选用合适的药物。

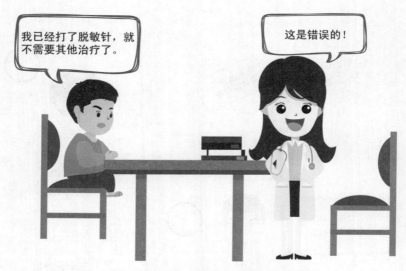

图 1.6-7　过敏性疾病的治疗是"四位一体"全方位的

目前认为，过敏性鼻炎、哮喘等过敏性疾病的规范化治疗，应该是在积极避免接触过敏原的基础上，联合使用药物治疗和脱敏治疗。药物治疗可控制过敏性鼻炎和哮喘患者的症状，而脱敏治疗能改变过敏性鼻炎和哮喘的疾病演变过程，并能够改善预后。比如，脱敏治疗可通过降低患者对过敏原的敏感性，减轻患者鼻腔及气道炎症反应，预防过敏性鼻炎发展为哮喘，预防哮喘不可逆性的气道炎性损伤，减少患者的用药量，提高患者生命质量，从而改善过敏性鼻炎、哮喘等过敏性疾病的预后。

第七节　治疗过敏性疾病的常用药物

我们前面了解了过敏反应的发生需要经过致敏、激发和效应三个阶段，而过敏性疾病的治疗也是针对过敏反应的不同阶段进行的。如避免接触过敏原就是从源头预防过敏性疾病的发生；靶向抗 IgE 治疗可结合机体内引起过敏反应的 IgE 抗体，使血清游离 IgE 水平迅速下降；抗组胺药、白三烯受体调节剂等，可在效应阶段抵抗引发机体反应的组胺、白三烯等炎性介质。

在临床上，通常将抗过敏药物分为非抗组胺类抗过敏药物和抗组胺类抗过敏药物两大类。非抗组胺类抗过敏药物主要包括抗白三烯药物（如孟鲁司特、扎鲁司特等白三烯受体调节剂）和肥大细胞膜稳定剂（如色甘酸钠）等，而抗组胺类抗过敏药物目前临床使用的就有近百种。因此，了解各类抗过敏药物的特点有助于临床安全用药，对于提高疗效和维护患者健康非常必要。

一、抗组胺类抗过敏药物

组胺又名组织胺，是由中枢神经系统神经元、胃黏膜壁细胞、肥大细胞、嗜碱粒细胞等细胞的组氨酸脱羧酶从 L-组氨酸合成而来，通过其 4 种组胺受体（H1、H2、H3 和 H4）产生效应，在人体健康状态（如免疫调节、过敏性反应、炎症等）中扮演着重要角色（见表 1.7-1）。

二、抗组胺药物的联合应用

（1）两种以上抗组胺药的联合，最常用的是第一代抗组胺药与第二代抗组胺药联合，如扑尔敏与氯雷他定的联合，一般为早晨服用第二代抗组胺药，患者在白天可继续工作和学习，晚上服用第一代抗组胺药，患者在夜间能有比较良好的睡眠；

（2）抗 H1 受体药物与抗 H2 受体药物联合，对个别慢性荨麻疹，可用这种组合，往往比单用抗 H1 受体药物效果更好；

（3）抗组胺药与其他抗过敏药物的联合，这种联合方法应用最多，如抗组胺药加维生素 C、抗组胺药加葡萄糖酸钙、抗组胺药加糖皮质激素等，用于荨麻疹、湿疹、神经性皮炎、皮肤瘙痒症、药疹等多种皮肤变态反应性

表1.7-1 抗组胺药分类表

分类	第一代抗组胺药	第二代抗组胺药	第三代抗组胺药
代表药物	苯海拉明、氯苯那敏、异丙嗪等	氯雷他定、西替利嗪、依巴斯汀等	非索非那定、左西替利嗪、地氯雷他定等
药代动力学	半衰期短，需要多次服药，用药剂量较大	多数为缓释长效制剂，作用时间长，服药次数减少，用药剂量相对减少	
中枢抑制作用	具有一定亲脂性，药物分子可透过血脑屏障从而诱发嗜睡等中枢抑制作用	多属于亲水性，脂溶性低，不易透过血脑屏障，多无中枢抑制作用	较第二代抗组胺药抗过敏和抗炎效能增强，无镇静、嗜睡等中枢不良反应，没有发现致心率失常等心脏不良反应，疗效确切、不良反应小
药理机制	与组胺H1受体结合缺乏选择性，除作用于H1受体外，还能同时阻断胆碱能受体和5-羟色胺等活性，可导致口干、心动过速、排尿困难、胃肠道反应等不良反应	H1受体选择性强，几乎无抗胆碱和抗5-羟色胺作用，并具有其他抗过敏作用。西替利嗪有轻度的中枢镇静作用，阿司咪唑刺激食欲引起体重增加，部分药物有潜在心脏毒性	
应用	高空作业、驾驶人员和机械操作人员慎用；前列腺增生和青光眼患者禁用，价格便宜，已逐渐被取代	在过敏性疾病的治疗中广泛使用	价格稍贵，但更安全，逐渐被接受和广泛使用

疾病。

三、非抗组胺类抗过敏药物

1. 白三烯受体调节剂

近年来，随着白三烯在哮喘气道高反应性中的作用逐渐被认识，以及白三烯受体位置被确认，白三烯受体调节剂在哮喘防治中的作用引起关注。白三烯受体调节剂是非激素类抗炎药物，其抗炎作用没有激素强，但口服使用方便，副作用小，是可用于单药治疗的哮喘控制药，如临床上常用的孟鲁司特等。

白三烯受体调节剂主要应用于轻度哮喘及合并过敏性鼻炎患者的长期控制治疗，尤其适用于运动性哮喘。对于中、重度哮喘病人，可以在吸入激素的同时联合用药，其作用互补，效果叠加，可以减少吸入激素剂量。

2. 靶向治疗

前面我们提到了脱敏治疗可以诱导过敏患者对过敏原产生免疫耐受，使患者接触过敏原后症状减轻甚至不再出现过敏症状。这种治疗手段既有治疗作用，也有预防作用，在临床上得到了广泛应用。但脱敏治疗不是万能的。对于尘螨、花粉等吸入性过敏原诱发的过敏性鼻炎、哮喘，脱敏治疗效果很好。但是针对某些特别严重的哮喘，脱敏治疗有一定风险，临床上不会轻易去进行脱敏。对于食物过敏的患者来说，目前的脱敏治疗还不成熟，疗效还不太理想。碰到这些情况，该怎么办呢？

于是，科学家们采用基因重组技术，开发出了一种可以结合 IgE 抗体的药物——奥马珠单抗(Omalizumab)。奥马珠单抗是一种重组的人源化抗 IgE 单克隆抗体，具有高度的亲和力和特异性。奥马珠单抗通过与 IgE 结合，剂量依赖性降低游离 IgE 水平，同时抑制 IgE 与肥大细胞、嗜碱性粒细胞表面的 IgE 高亲和力受体(FcεRI)结合，减少炎症细胞的激活和多种炎症介质的释放，从而阻断诱发过敏性哮喘发作的炎症级联反应。同时，奥马珠单抗还可以下调肥大细胞、嗜碱性粒细胞表面的高亲和力受体(FcεRI)表达水平，继而降低过敏性哮喘发作的可能，改善哮喘症状(见图 1.7-1)。

奥马珠单抗不但能够显著改善哮喘病人的症状、肺功能及生活质量，减少哮喘恶化的发作次数，降低急诊就诊率及住院率，减少糖皮质激素的用量，而且使用安全，哮喘病人耐受性良好，是一种前景广阔的治疗过敏性疾病的新药。奥马珠单抗也获得了国内外指南的一致推荐。2017 年 8 月，奥马珠单抗获得了中国食品药品监督管理总局(CFDA)的批准，用于治疗成人、青少年和儿童(6 岁及以上)经吸入性糖皮质激素治疗后，仍不能有效控制症状的中重度持续性过敏性哮喘患者。

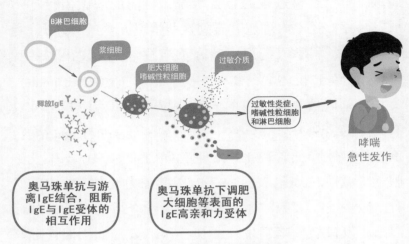

图 1.7-1 奥马珠单抗的作用

第八节　激素，没那么可怕

　　一说起激素，大家的第一反应几乎都是恐惧、拒绝和嫌弃。不知从什么时候开始，激素似乎和变胖、成瘾、影响生长发育等画上了等号。大家对激素总存在一定的抗拒心理，许多患者一听医生要给他使用激素就会摇头拒绝，坚决不用任何含有激素的药物（见图1.8-1），或在使用过程中自行减量或停用。"激素恐惧症""谈激素色变"等，其实都是对激素的误解。

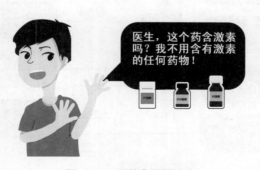

图1.8-1　"激素恐惧症"

一、什么是激素？

激素是高效的生物活性物质，是人体细胞合成分泌的一类化学物质的总称，通过调节各种组织细胞的代谢活动来影响人体的生理活动。激素，如胰岛素、性激素、生长激素等，在人体内作为"信使"将大脑"中央司令部"下达的指令传递给身体的各个器官，使这些器官能够准确"执行命令"并发挥作用，从而对身体的生长、发育、代谢等起重要的调节作用，维持身体整个系统的稳定（见图1.8-2）。

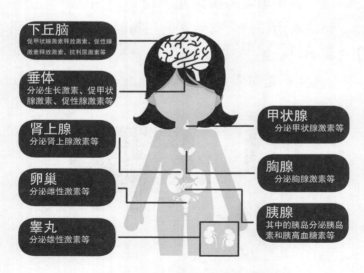

图1.8-2 人体各种分泌激素的腺体

大家常说的"激素"，只是狭义的指糖皮质激素。糖皮质激素是肾上腺皮质分泌的一种激素，主要功能是调节人体内的水盐代谢和糖代谢。作为药物的糖皮质激素，具有抗炎、抗病毒、抗过敏、抗休克和免疫抑制等作用，在自身免疫性疾病、过敏性疾病等疾病中有着广泛应用。在过敏性疾病治疗中，使用比较普遍的都是外用制剂，如用于治疗湿疹、过敏性鼻炎和支气管哮喘的局部激素药物。

二、吸入性激素

吸入性糖皮质激素是控制哮喘长期稳定的最基本的治疗，是治疗哮喘的一线药物。吸入性糖皮质激素能减轻哮喘患者症状，改善患者肺功能，降低气道高反应性，控制气道炎症，减少急性发作的频率和严重程度，提高患者生活质量，并降低哮喘患者的死亡率。

临床上常用的吸入性激素有二丙酸倍氯米松、布地奈德、曲安奈德、氟替卡松等。主要吸入给药的方法包括压力型定量气雾剂、干粉吸入剂和雾化吸入剂等。由于吸入性糖皮质激素是呼吸道局部用药，所用剂量较小，药物进入血液循环后在肝脏迅速被灭活，因此全身不良反应小。其不良反应主要是口咽不适、声音嘶哑等，但在用药后使用清水漱口，即可减少局部不良反应的发生。

吸入性糖皮质激素是哮喘治疗的核心，只有正确认识和正确使用它，趋利避害，才能让这一核心药物真正发挥作用（见图1.8-3）。

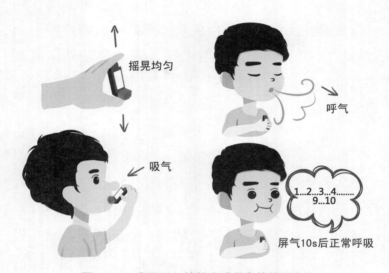

摇晃均匀

呼气

吸气

1...2...3...4.........9...10

屏气10s后正常呼吸

图 1.8-3　常见吸入性糖皮质激素的使用方法

三、局部鼻喷激素

常见的激素类鼻喷剂有丙酸氟替卡松、布地奈德、糠酸莫米松等。鼻喷激素属局部用药，副作用小，并且只作用于鼻黏膜，对全身代谢影响极小。在临床上，长期使用鼻喷激素，最常见的副作用就是鼻腔黏膜干燥，造成鼻出血。因此，在使用鼻喷激素的同时局部使用一些黏膜润滑剂，如复方薄荷滴鼻剂、海水喷鼻剂等，是缓解鼻腔黏膜干燥的好办法（见图 1.8-4）。

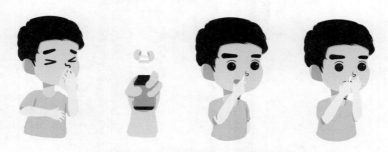

图 1.8-4　常见局部鼻喷激素的使用方法

四、皮肤外用激素

湿疹、特应性皮炎外用糖皮质激素：轻度湿疹建议选用弱效糖皮质激素，如氢化可的松、地塞米松乳膏；中度湿疹建议选择中效激素，如曲安奈德、糠酸莫米松等；重度肥厚性皮损建议选择强效糖皮质激素，如哈西奈德、卤米松乳膏等。

应根据病情选用适合的外用激素，如面部和皮肤皱褶部位的皮损应尽量选择弱效或中效糖皮质激素。强效糖皮质激素连续使用一般少于 2 周，以减少急性耐受及不良反应。一般建议一粒黄豆大小的外用激素涂抹一块手掌面积大小的皮肤(见图 1.8-5)。

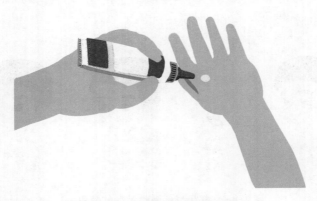

图 1.8-5 外用激素的涂抹方法

　　糖皮质激素在临床应用中就像一把"双刃剑",合理、正确应用可有效治疗疾病,减轻患者痛苦。随着医学的发展,人们也认识到了规范使用激素类药物的重要性。早在 2011 年,我国卫生部就发布了《糖皮质激素临床应用指导原则》,各级医院也制定了激素类药物分级管理制度,临床滥用激素的现象得到了有效遏制。激素这把双刃剑,应该掌握在熟悉它的专业医生手里,在医生的指导下规范使用。激素,你不必恐惧!

第二章
常见过敏原的防护

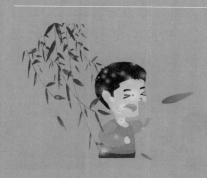

第一节 尘螨过敏的防护

打扫久未居住的房间时,你会喷嚏不断吗?在尘土飞扬的马路上行走时,你会鼻痒咳嗽吗?换季拿出被子盖一晚上,你会身上出红疹吗?(见图 2.1-1)如果这些在你的日常生活中曾出现过,那么你很有可能对尘螨过敏。尘螨是日常生活中常见的过敏原,可引起过敏性鼻炎、过敏性哮喘、过敏性皮炎和荨麻疹等过敏性疾病。

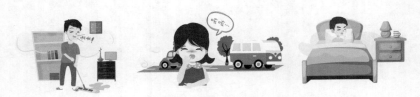

图 2.1-1 生活中常见的容易过敏的场合

一、尘螨的简介

尘螨是一种啮食性的自生螨,喜好以人的皮肤鳞屑、动物皮屑和食物碎屑等为食。大约有 30 余种尘螨与人类过敏性疾病有关，其中屋尘螨、粉尘螨和埋内欧尘螨是 3 种最常见的引起人类过敏性疾病的尘螨。屋尘螨主要孳生于卧室内的枕头、褥被、软垫和家具中。粉尘螨则常见于面粉厂、棉纺厂、食品仓库和中药仓库中。埋内欧尘螨普遍存在于被褥、羊毛衣物和地毯等中（见图 2.1-2）。

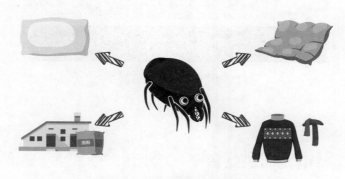

图 2.1-2　主要尘螨的孳生场所

环境温度和相对湿度对于尘螨的生长发育与繁殖传播有着重要的影响，其最适宜温度为 21.1~32.2℃，最适宜相对湿度则为 70%~80%。因此，随着四季的更迭，在夏季尘螨孳生最为严重，在冬季尘螨的数量则会大幅下降。同时，不同种类尘螨对于最适宜环境温度和相对湿度的要求也有所差异，因此地理环境气候的不同会造成尘螨的物种组成和丰度的差异。我国上海、江西等地区主要以屋尘螨为主，广州、深圳地区以屋尘螨、粉尘螨和热带无爪螨为主，而海南地区则以热带无爪螨为主（见图2.1-3）。

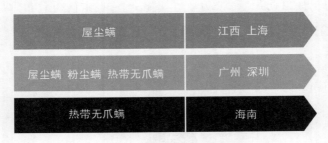

图2.1-3   常见尘螨的地区分布

二、尘螨致敏的原因

尘螨作为常见过敏原，其螨体、分泌物、排泄物、螨体蜕皮和死亡的尘螨裂解物等物质均可导致过敏。通过进一步的过敏原蛋白组分研究表明，Der p 1-11，14，20，21，23和Der f 1-3，6，7，10，11，13-18，22为尘螨的蛋白组分，其中Der p1、2和Der f1、2为主要致敏蛋白组分。

尘螨致敏的途径主要有两种：①直接接触皮肤而致敏；②在空气中通过呼吸道吸入人体而致敏（见图2.1-4）。直接接触皮肤一般容易引起过敏性皮炎和荨麻疹等过敏性疾病，而在空气中通过呼吸道吸入人体则容易引起过敏性鼻炎和过敏性哮喘等过敏性疾病。

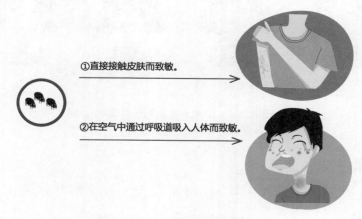

①直接接触皮肤而致敏。

②在空气中通过呼吸道吸入人体而致敏。

图 2.1-4 尘螨致敏的主要途径

三、尘螨致敏的疾病

尘螨主要可以引起过敏性鼻炎、过敏性哮喘、过敏性皮炎和荨麻疹等过敏性疾病(见图 2.1-5)。由于尘螨可引起 1 种或 1 种以上的过敏性疾病，严重时甚至可能诱发全身过敏反应，因此尘螨的防护和尘螨致敏的及时诊断治疗十分必要。

四、尘螨过敏的防护

(1)保持室内卫生，经常除尘(需要戴好防护口罩)，

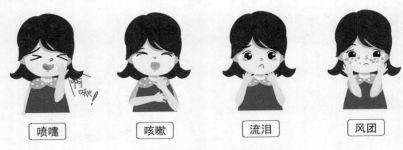

喷嚏	咳嗽	流泪	风团

图 2.1-5　尘螨致敏后的主要症状

保持干燥、通风；

（2）勤洗床单、枕套(每周用55℃以上的热水清洗床上用品)；

（3）使用防螨床上用品；

（4）勤晒被(晒过之后用力拍打，使被褥上的螨虫掉落)，冬季置于室外-18℃也可杀灭尘螨；

（5）尽量不使用地毯、布艺窗帘、填充式家具(比如布艺沙发)等，简化室内家具布置，避免积灰；

（6）使用空气净化器、附有过滤网的真空吸尘器等，并定期清洗或更换这些家用电器的过滤网；

（7）使用安全性高的杀螨制剂(除螨士)和除螨贴等；

（8）勿让宠物进入卧室，最好将其置于室外，因为宠物皮毛也容易携带尘螨。

尘螨过敏的防护见图 2.1-6。

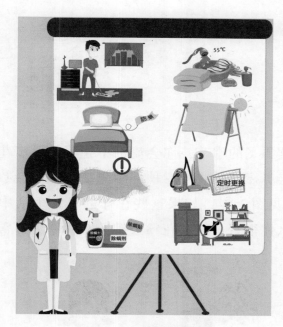

图 2.1-6　尘螨过敏的预防

第二节　花粉过敏的防护

　　柳絮飘飞的季节，你会流泪不止吗？漫步花园的日子，你会鼻痒难受吗？春秋郊游的活动，你会咳嗽打喷嚏吗？（见图 2.2-1）如果这些在你的日常生活中曾出现过，那么你很有可能对花粉过敏。花粉作为日常生活中

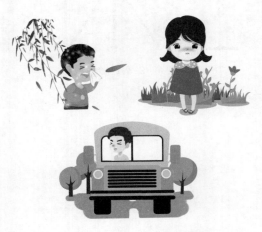

图 2.2-1　花粉过敏的常见场合

常见的过敏原，可引起一系列过敏性疾病。

一、花粉的简介

花粉是植物的雄性器官，通过传粉受精可使植物长出果实和种子。一般而言，引起过敏性疾病的花粉为风媒花花粉，由于其重量轻，可以随风飘散在空气中，传播距离较远。温度、相对湿度、风力、雨量、花粉量和花粉成熟度等因素都可以影响花粉的传播。春秋正当花季，由于气候适宜、花期较长、花粉产量大，因此是花粉过敏的高峰时节。值得注意的是，主要引起过敏的花粉为气传树木花粉和草花粉，而非常见的观赏花卉的花粉。

不同地理位置和气候条件会影响植物分布，从而也就导致了花粉过敏原种类的不同。我国幅员辽阔，不同地区常见花粉过敏原的种类差异也较大，现部分总结如表2.2-1。

二、花粉致敏的原因

花粉通过呼吸道进入体内(见图2.2-2)，其所含的过敏原蛋白组分是真正引起人体过敏的关键物质。常见的树木花粉、牧草花粉和杂草花粉蛋白组分部分总结见表2.2-2。

表2.2-1 中国不同地区常见气传树木花粉和草花粉的分布

区域分布	树花粉种类（前八类）	草花粉种类（前六类）
东北地区	杨属、榆属、松属、柳属、桦树属、槭属、栎属、榛属	蒿属、藜属、律草属、禾本科、豚草属、莎草属
华北地区	杨属、悬铃木属、松属、柳属、白蜡树属、桦树属、臭椿属	蒿属、苋属、律草属、禾本科、豚草属、藜属
西北地区	杨属、榆属、柳属、槭属、柏科、悬铃木属、榛属、白蜡树属	蒿属、藜属、律草属、禾本科、向日葵科、苋属
华东地区	悬铃木属、松属、柏科、构属、枫杨属、榆属、柳属、杨属	蒿属、禾本科、律草属、藜属、草属、苋属
华中地区	悬铃木属、松属、构属、柏科、枫杨属、栎属、女贞属、桑属	蒿属、禾本科、律草属、藜属、草属、苋属
华南地区	松属、构属、柏科、木麻黄属、桑属、胡桃属、棕榈科	禾本科、蒿属、藜属、律草属、苋属、蓖麻属
西南地区	柳属、松属、桤木属、柏科、构属、杨属、梧桐属、柳杉属	蒿属、禾本科、律草属、藜属、向日葵属、蓖麻属

（摘自邵衡等著《基础过敏反应学》，2009年，科学出版社。）

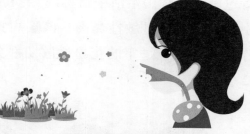

图 2. 2-2 花粉通过呼吸道进入人体内

表 2. 2-2 常见致敏花粉过敏原蛋白组分

植物种类	植物名称	过敏原蛋白组分
常见树木花粉	桦树	Bet v 1-5
	赤杨	Aln g 1/4
	日本香柏	Cry j 1/2
	高山香柏	Jun a 1-3
	日本丝柏	Cha o 1/2
	橄榄树	Ole e 1-3/6/8/9
	悬铃木属	Pla a 1-3
常见牧草花粉	黑麦草	Lol p 1-3/5/11
	草地早熟禾	Poa p1/5
	狗牙根	Cyn d 1/7/12/24
	鸭茅草	Dac g 2/3
	梯牧草	Phl p 1/2/5-7/13
常见杂草花粉	豚草	Amb a 1-3/5-10、Amb t 5
	蒿属植物	Art v 1/4
	藜科植物	Che a 1

三、花粉致敏的疾病

花粉主要可以引起过敏性鼻炎、过敏性哮喘、过敏性结膜炎等过敏性疾病。生活中俗称的"花粉症"即是由花粉过敏引起的季节性过敏性鼻炎，该疾病具有明显的季节性发作规律，并且每年的花粉播散期都会复发，其症状见图 2.2-3。

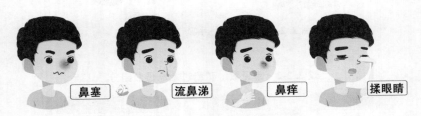

图 2.2-3　过敏性鼻炎主要症状

花粉过敏与尘螨过敏的区别见表 2.2-3。

表 2.2-3　花粉过敏与尘螨过敏的区别

	花粉过敏	尘螨过敏
发病时间	常发病于花粉期　春秋两季较多	一年四季都有发病
发病规律	每年定期发病	无规律可循
发病症状	主要为眼鼻部反应，鼻塞、鼻痒、流清水样鼻涕等，伴随着眼痒等症状	可引起红斑、风团、四肢皮肤瘙痒等皮肤反应，伴随打喷嚏、咳嗽、流泪、眼部充血红肿等症状
发病特点	可伴发蔬菜、水果等过敏	

四、花粉过敏的防护

（1）在春秋花粉季节戴口罩出行；

（2）少去、不去草木茂密及鲜花盛开的地方；

（3）有条件可以去外地旅游，避开花期；

（4）关闭室内门窗，安装空气过滤器，减少花粉进入；

（5）勿将衣物晾晒到室外，从室外回来及时更衣；

（6）关注花粉监测报告，提前做好各项预防措施。

花粉过敏的防护见图 2.2-4。

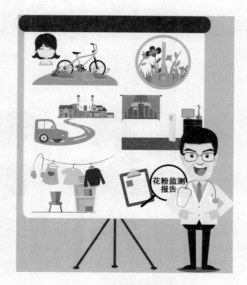

图 2.2-4　花粉过敏的防护

第三节　食物过敏的防护

牛奶、豆浆、坚果、小麦、鱼虾、水果等食物，有人视之为美味佳肴，有人视之为毒药砒霜，这是什么原因呢？有些婴儿吃完母乳哭闹不止且上吐下泻，有些人吃完虾蟹皮肤瘙痒且嘴唇红肿，有些人吃完水果后胸闷气短且咳嗽心悸，这又是为何呢？（见图 2.3-1）

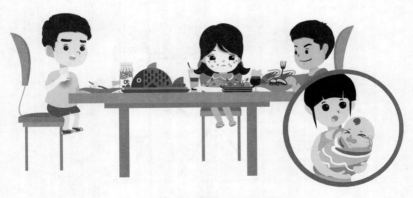

图 2.3-1　常见食物过敏的情形

一、食物过敏

食物过敏是人体摄入食物后，食物中的过敏原引起免疫系统介导产生的一系列不良反应。食物过敏、食物不耐受与食物中毒的区别见表 2.3-1。

表 2.3-1　食物过敏、食物不耐受与食物中毒的区别

	食物过敏	食物不耐受	食物中毒
发病原因	对食物成分中的过敏原过敏	体内酶的缺乏，与食物的摄入量有关	食物中含有细菌或细菌毒素
发病症状	皮肤瘙痒、恶心、腹痛、腹泻、口唇红肿、呼吸困难等	消化不良、胃胀气、头痛、腹泻、腹痛	上吐下泻、腹痛、脱水、休克等

日常生活中可引起过敏的食物包括牛奶、鸡蛋、豆类、小麦、肉类、鱼虾、海鲜、坚果和水果等众多种类。食物过敏在世界范围内广泛存在，根据不同国家饮食习惯的不同，其主要致敏食物也不尽相同。我国主要的致敏食物有：鱼类、甲壳类、乳类、蛋类、蘑菇、坚果、水果类和麦类等(见图 2.3-2)。

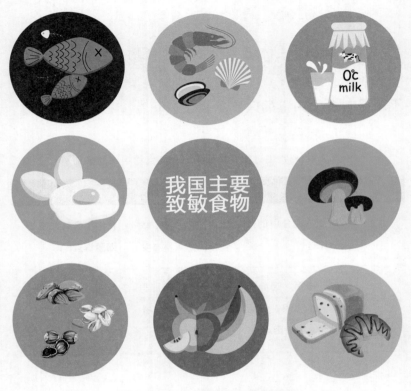

图 2.3-2 我国主要的致敏食物

二、食物致敏的原因

食物主要经由消化道进入人体，引起 IgE 介导的 I 型超敏反应。其致敏因素包括：遗传因素、食物过敏原、食物交叉反应和食品调味料、添加剂等。

　　食物过敏具有一定的遗传性和种族性。研究发现，若父母一方有食物过敏，则其子女的患病率为 30% ~ 40%；若父母双方均存在食物过敏，则其子女的患病率为 60% ~ 80%（见图 2.3-3）。

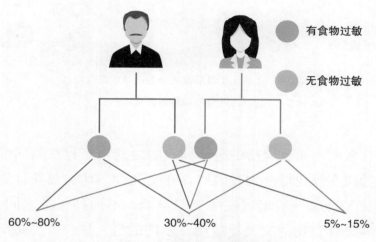

有食物过敏

无食物过敏

60%~80%　　　　30%~40%　　　　　5%~15%

图 2.3-3　食物过敏的遗传情形

　　食物过敏最本质的原因是人体对特定的食物过敏原蛋白组分过敏。目前已分离鉴定出一些植物源性食物和动物源性食物的过敏原组分。值得注意的是，转基因食物中可能出现新的过敏原蛋白组分，其也可以引起人体过敏反应，需要小心鉴别。已鉴定出过敏原组分的植物源性食物、动物源性食物和转基因食物见图 2.3-4。

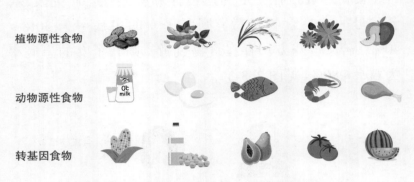

植物源性食物

动物源性食物

转基因食物

**图 2.3-4　已鉴定出过敏原组分的植物源性食物、
动物源性食物和转基因食物**

　　食物交叉反应指的是不同食物之间由于存在共同的抗原决定簇使得食物过敏原存在交叉性。动物源性食物的交叉反应一般出现在牛奶与羊奶、不同种鱼类之间，植物源性食物的交叉反应则在不同的目、科、属之间都可能发生。例如，对茼蒿过敏的患者，食用芹菜、茴香、胡萝卜等也会引起过敏。值得注意的是，对尘螨过敏的患者可能对某些海鲜过敏，对特定花粉过敏的患者也可能对某些水果过敏。

　　食品调味料和添加剂也会引起人体的过敏反应。在很多情况下，人体对花生油、防腐剂、色素、香精、抗氧化剂、软化剂等食品调味料和添加剂过敏（见图 2.3-5）。

但此种过敏原会被所吃的食物所掩盖，让食物成为过敏反应的"替罪羔羊"，殊不知这些也可以引起过敏反应。

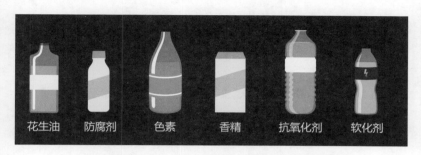

图 2.3-5　常见让人体过敏的食品调味料和添加剂

三、食物致敏的症状

食物可以引起消化道、呼吸道、皮肤、心血管等系统的过敏症状。消化道的过敏症状主要表现为恶心、呕吐、腹泻，可引起口腔溃疡、慢性结肠炎等疾病。呼吸道的过敏症状主要表现为鼻痒、鼻塞、打喷嚏、流清水样鼻涕、咳嗽、喉头水肿、呼吸困难、哮喘以及口腔黏膜综合征等。皮肤过敏症状主要表现为皮肤瘙痒、红色风团、丘疹、口唇红肿等。心血管系统的过敏症状则为心跳加快、心律失常、血压下降，严重者可产生过敏性休克(见图 2.3-6)。

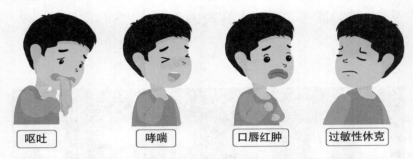

呕吐　　　　哮喘　　　　口唇红肿　　　过敏性休克

图 2.3-6　消化道、呼吸道、皮肤、心血管等系统的常见过敏症状

四、食物过敏的防护

（1）到医院过敏反应专科确诊对哪些食物存在过敏反应，之后在日常生活中尽量避免食用这些食物；

（2）对牛奶过敏的患儿可使用水解配方奶粉或氨基酸奶粉取代牛奶；

（3）选择食用替代食物，如对动物蛋白（鸡蛋）过敏可用优质植物蛋白（大豆）替代；

（4）对食品调味料和添加剂过敏的患者应注意烹调食物的方式，食用之前注意阅读食品配方说明书；

（5）注意避免烹调厨具上带有残存的致敏食物或存在交叉过敏的食物，每次烹饪后及时清洗厨具；

（6）避免进食前后运动，以免发生食物依赖运动诱发的严重过敏反应；

（7）对于有过敏症状或已知是过敏体质的人，需仔细记录饮食状况，书写食物日记，弄清楚致敏食物。

食物过敏的主要防护措施见图 2.3-7。

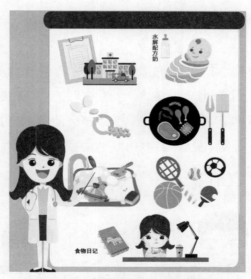

图 2.3-7　食物过敏的主要防护措施

第四节 药物过敏的防护

当你去往医院就诊时，会被问到是否有药物过敏史；当你需要注射头孢、青霉素等药物时，会被要求先做皮肤测试；当你查看药物说明书时，会看到注明有药物过敏者禁用，等等（见图2.4-1）。这些都是日常生活中药物过敏的防护。

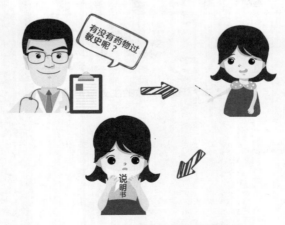

图 2.4-1 日常生活中药物过敏的防护

一、药物过敏

药物过敏指的是药物通过口服、吸入、栓剂、输注、接触等方式进入人体(见图2.4-2)后引起严重、可致人死亡的过敏反应。药物过敏是药物不良反应中的一种特殊类型,药物不良反应包括药物的副作用、毒性作用、后遗反应、特异质反应以及致癌、致畸、致突变作用等。常见的抗生素(如头孢、青霉素、庆大霉素、四环素等)、解热镇痛类药物、中药等可以引起过敏,同时预防疾病

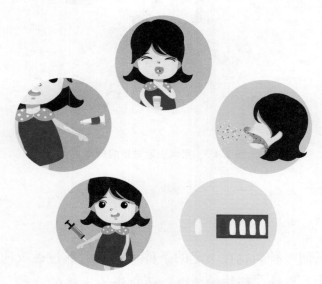

图2.4-2 药物进入人体的常见方式

的疫苗、手术中使用的麻醉剂和肌松剂等也可以引起过敏(见图 2.4-3)。流行病学调查显示,人群中有 1% ~ 10%对青霉素过敏,每 50 000 ~ 1 000 000 个接种疫苗的人中就有 1 人对疫苗产生过敏性症状。

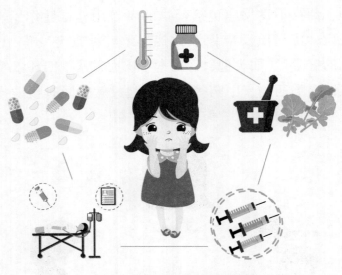

图 2.4-3 可以引起过敏的药物

二、药物致敏的原因

任何一种药物在一定的条件下都能引起过敏反应,其中个体差异性、药物的纯度、药物进入人体的途径、药物在体内的代谢速度等因素都会影响药物过敏发生的几率。

有药物过敏家族史的个体由于遗传作用，容易引起药物过敏；同时个体自身患有基础代谢类疾病（如肝病、肾病等），处于月经、妊娠、疲劳、饮酒期间，也容易引起药物过敏。

药物的纯度越高，可能引起过敏的几率越小。疫苗注射所诱发的过敏性疾病可能是由疫苗抗原、疫苗佐剂、用来生产疫苗的有机物、疫苗稳定剂、疫苗防腐剂和其他疫苗赋形剂导致。

根据药物进入人体的途径，最容易引起过敏的是局部用药，其次是注射，再次是口服（见图2.4-4）。

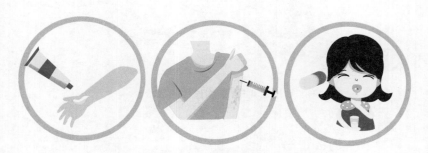

图 2.4-4　最容易引起药物过敏的几种给药途径

药物在体内代谢的速度越慢，在体内停留的时间越长，越容易引起过敏。

三、药物致敏的疾病

药物过敏可引起皮肤损伤、器官反应和全身性反应（见图 2.4-5）。轻度的药物过敏可引起单发性荨麻疹、泛发血管性水肿、散发斑丘疹和固定性药疹等。重度的药物过敏可引起严重过敏反应、大疱性表皮松解型药疹、过敏性紫癜、药物超敏反应综合征、肝肾损伤、过敏性休克等。

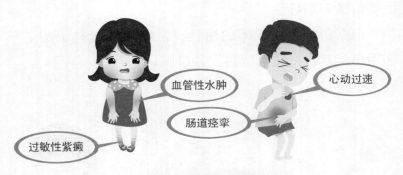

血管性水肿

心动过速

肠道痉挛

过敏性紫癜

图 2.4-5 药物过敏的症状

四、药物过敏的防护

（1）找出病源药剂；

（2）用药之前对药品进行评估，规避有过敏史的药物；

（3）注射药物之前做药物皮肤试验；

（4）在专业医师的指导下用药；

（5）注意阅读药物说明书；

（6）调整药物处方和增减药物剂量；

（7）过敏专科配备急救设施。

药物过敏的防护见图 2.4-6。

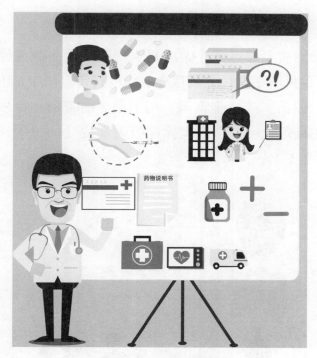

图 2.4-6　药物过敏防护

第五节 真菌过敏的防护

酿酒需要酵母菌，做酸奶需要乳酸菌，制酱油需要曲霉菌（见图 2.5-1），真菌在我们的日常生活中是十分有益的。然而，链格孢霉菌、担子菌、曲霉菌、芽枝孢菌和青霉菌等也可以引起人体呼吸道和皮肤的过敏性疾病（见图 2.5-2）。

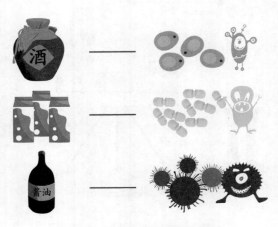

图 2.5-1 生活中真菌的有益性

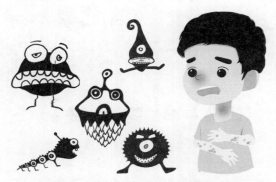

图 2.5-2　真菌可引起人体过敏性疾病

一、真菌的简介

真菌是一类在自然界广泛存在的真核微生物，其种类较多，种间差异较大。根据形态结构的不同，真菌可分为单细胞真菌和多细胞真菌，单细胞真菌如白假丝酵母菌、新生隐球菌等，多细胞真菌如霉菌、蕈菌（草菇、木耳等大型真菌）等。真菌喜好温暖潮湿的环境，其最适宜生长温度为 22～28℃，喜欢偏酸性的环境，不耐热，但对紫外线、阳光抵抗能力较强（见图 2.5-3）。我国地处温带，非常有利于真菌的繁殖和生长，并且空气中常年飘散着可引起人体过敏的真菌孢子。常见的致敏性气传真菌有链格孢霉属、芽枝孢属、曲霉属、青霉属、镰刀菌属、柄锈菌属、黑粉菌属、蠕孢菌属和酵母属等。

喜好温暖潮湿的环境，最适生长的温度为22~28℃

喜欢偏酸性的环境

不耐热

对紫外线、阳光抵抗力较强

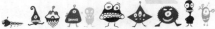

图 2.5-3　真菌的特性

二、真菌致敏的原因

真菌致敏的途径主要有三种：①气传真菌孢子通过呼吸道进入人体，引起过敏性气道疾病；②真菌通过与人体接触，引起过敏性皮肤疾病；③真菌通过消化道进入人体，引起过敏性消化道疾病(见图 2.5-4)。空气中气传真菌种类较多，常见的有曲霉属、交链孢霉属、青霉

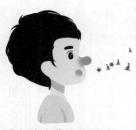 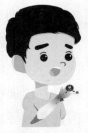 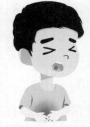

①气传真菌孢子通过呼吸道进入人体，引起过敏性气道疾病。

②真菌通过与人体接触，引起过敏性皮肤疾病。

③真菌通过消化道进入人体，引起过敏性消化道疾病。

图 2.5-4　真菌致敏途径

属、芽枝孢属等，其中曲霉菌可引起过敏性支气管肺曲霉菌病（ABPA），交链孢霉菌和青霉菌可诱发过敏性哮喘。皮肤与真菌的接触，其菌体成分容易引起过敏性皮炎、湿疹、荨麻疹等过敏性疾病。而如木耳、香菇、竹荪等蕈菌，通过消化道进入人体后可以触发局部或全身过敏反应。

三、真菌致敏的疾病

真菌主要引起过敏性气道疾病和过敏性皮肤疾病（见图 2.5-5）。其中，过敏性支气管肺曲霉菌病是过敏性气道疾病中最具特征性的疾病，其临床症状主要为：发热、咳嗽、咳血、棕色或墨绿色浓痰、头痛、胸痛、腹痛、全身不适等。

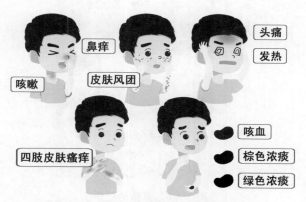

图 2.5-5 真菌引起的过敏性疾病的症状

四、真菌过敏的防护

(1)外出戴口罩,避免吸入气传真菌;

(2)避免食用引起过敏的食用真菌;

(3)不吃过夜食物或放置时间较长的食物;

(4)保持室内环境卫生,经常打扫房间、墙角,避免产生霉斑;

(5)梅雨季节尽量保持室内干燥;

(6)对冰箱、空调、冰柜出气口等适宜真菌生长的地方需要经常打扫、更换。

真菌的防护见图2.5-6。

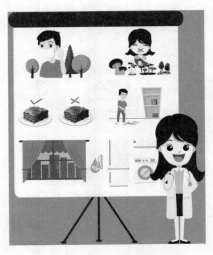

图 2.5-6 真菌的防护

第六节　昆虫过敏的防护

　　在百花盛开的花园中被蜜蜂叮咬一下，你会红肿刺痛吗？在潮湿闷热的环境下蟑螂孳生，你会瘙痒起丘疹吗？在人声鼎沸的小吃街吃了油炸蚂蚱，你会口唇发麻吗？（见图 2.6-1）如果这些在你的日常生活中曾出现过，那么你很有可能对昆虫过敏。昆虫叮咬、昆虫孳生或食用昆虫食品都可引起局部或全身性过敏反应，严重时甚至危及生命。

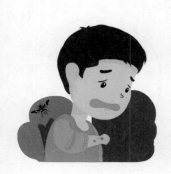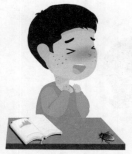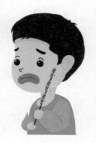

图 2.6-1　常见昆虫过敏

一、昆虫过敏的简介

昆虫过敏是指由于昆虫的叮咬、吸入昆虫的分泌物或排泄物以及食用昆虫类食品等导致的过敏反应（见图2.6-2）。昆虫叮咬导致过敏反应的昆虫主要为膜翅目昆虫，包括蜂类（蜜蜂、黄蜂和马蜂等）和蚁类（火蚁、黑蚁和长脚蚁等）。吸入昆虫的分泌物或排泄物导致过敏反应的昆虫主要为蟑螂、蚊、蝇、蛾和蝶等。食用昆虫类食品导致过敏反应的昆虫主要为蚂蚱、蝉蛹和白蚁等（见图2.6-3）。

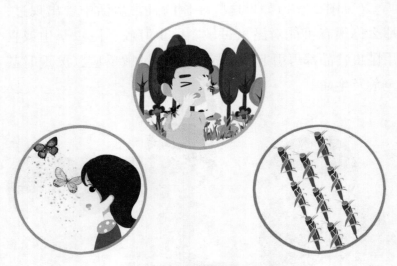

图 2.6-2　昆虫过敏的主要途径

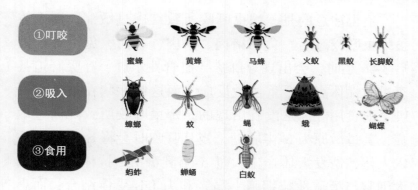

①叮咬   蜜蜂   黄蜂   马蜂   火蚁 黑蚁 长脚蚁

②吸入   蟑螂   蚊   蝇   蛾   蝴蝶

③食用   蚂蚱   蝉蛹   白蚁

图 2.6-3 导致过敏的主要昆虫类型

二、昆虫致敏的原因

昆虫过敏原通过叮咬途径、呼吸道或消化道进入人体体内，其主要致敏的成分为特定的昆虫蛋白(见表 2.6-1)。

表 2.6-1 昆虫致敏的原因

进入人体途径	动物种类	过敏原蛋白
叮咬	蜂类	磷脂酶、透明质酸酶和抗原5
	火蚁	磷脂酶和生物碱
呼吸道	蟑螂	Per a 1
	德国小蠊	Bla g 1-7
	摇蚊	Chi t 1-9
消化道	蚂蚱、蝉蛹等	异型蛋白

值得注意的是，蜱虫叮咬所致红肉过敏症，即人体被蜱虫叮咬过后，食用猪肉、牛肉、羊肉、兔肉等红肉后3~6小时，会出现荨麻疹、血管性水肿、呼吸窘迫甚至过敏性休克等严重过敏反应，而这些症状在被蜱虫叮咬之前食用红肉是没有出现的。蜱虫叮咬所致红肉过敏症，其过敏原为α-半乳糖，当其叮咬时会将α-半乳糖注入人体，诱发人体产生大量α-半乳糖IgE抗体，并与肥大细胞与嗜碱性粒细胞上高亲和力IgE受体结合；而患者摄入红肉3~6小时后，肉中的糖类会在脂肪微粒消化后开始释放，这时人体将再次接触α-半乳糖，激活肥大细胞与嗜碱性粒细胞上IgE受体复合物，导致过敏反应。

三、昆虫过敏的症状

昆虫过敏可引起局部或全身的过敏反应，其中涉及皮肤系统、呼吸系统、消化系统和心血管系统的过敏反应(见图2.6-4)。

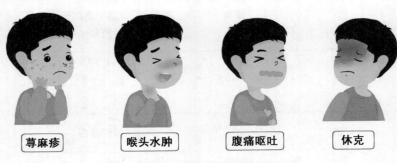

荨麻疹　　喉头水肿　　腹痛呕吐　　休克

图2.6-4 昆虫过敏反应的主要症状

四、昆虫过敏的防护

（1）尽量减少皮肤的暴露，在室外穿长衣、长裤、袜子，戴帽子和手套；

（2）避免穿鲜艳、明亮的衣服吸引昆虫；

（3）避免香水、浓妆、身上的汗味及其他异味等吸引昆虫；

（4）定期打扫居室卫生，保持室内干燥通风，减少昆虫孳生的条件；

（5）尽量少吃昆虫类食品；

（6）有过敏性休克风险的患者都应该准备肾上腺素笔等自我急救装置。

昆虫过敏的防护见图 2.6-5。

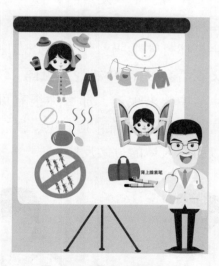

图 2.6-5　昆虫过敏的防护

第七节　宠物过敏的防护

　　作为喵星人爱好者，你与宠物"亲密接触"后会瘙痒起疹吗？作为一名合格的"铲屎官"，你打扫动物毛屑后会鼻痒打喷嚏吗？作为爱心志愿者，你到动物流浪站做义工后会眼痒咳嗽吗？（见图 2.7-1）如果这些在你的日常生活中曾出现过，那么你很有可能对宠物过敏。生活中常见的宠物如猫、狗、兔、鼠、牛、羊、马和猪等都可以引起人体的过敏反应。

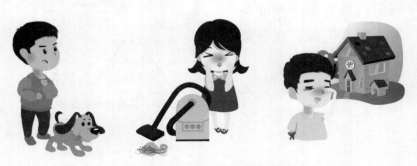

图 2.7-1　日常生活中的宠物过敏

一、宠物过敏的简介

随着人们生活水平的提高，养宠物的家庭越来越多，宠物的种类也从常见的猫、狗、兔等发展为鼠、牛、羊、马、猪等，甚至蛇、蜥蜴和蟾蜍等这些动物也成为某些人心爱的宠物（见图2.7-2）。一方面，宠物自身的分泌物和排泄物中的过敏原蛋白可引起人体过敏反应；另一方面，宠物身上所携带的尘螨、花粉、粉尘和霉菌等也可引起人体过敏反应。

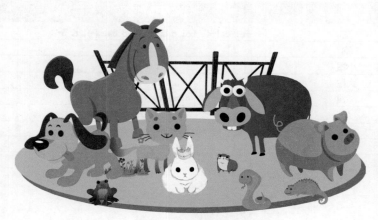

图2.7-2　常见宠物

二、宠物致敏的原因

宠物致敏的过敏原主要有动物的分泌物和排泄物，

包括动物的皮屑、毛发、尿液和唾液等。动物过敏原主
要从两条途径进行传播：①动物过敏原附着在沙发、地
毯或衣物上，人体吸入或皮肤接触后产生过敏反应；②
动物过敏原附着在空气颗粒中，通过空气传播，人体吸
入后产生过敏反应。对宠物过敏的人群主要是对过敏原
蛋白组分过敏，常见的宠物种类及其过敏原蛋白名称见
表 2.7-1。

表 2.7-1　常见宠物种类及其过敏原蛋白

宠物种类	过敏原蛋白名称
猫	Fel d 1-4、Fel d 5w、Fel d 6w、Fel d 7w
狗	Can f 1-4
小鼠	Mus m 1-2
大鼠	Albumin、Rat n 1
豚鼠	Albumin、Cav p 1-2
牛	Albumin、Bos d 1-8
马	AS 1、BDA 11、Equ c 1-5
兔	Ory c 1-2、Albumin

三、宠物致敏的疾病

宠物过敏可引起过敏性哮喘、过敏性鼻炎、过敏性
结膜炎、过敏性皮炎和荨麻疹等过敏性疾病。宠物过敏
可同时引起两种或两种以上的过敏性疾病，严重影响患
者及其家人的生活质量。因此，宠物过敏的防护十分重

要。常见宠物过敏症状见图 2.7-3。

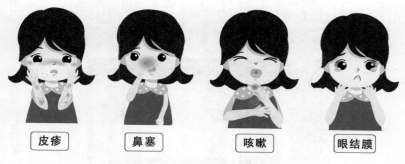

| 皮疹 | 鼻塞 | 咳嗽 | 眼结膜 |

图 2.7-3　常见的宠物过敏症状

四、宠物过敏的防护

（1）避免接触和饲养对之过敏的宠物；

（2）保持宠物卫生，定期给宠物洗澡、体检及打预防针；

（3）不让宠物进入卧室；

（4）定期清理宠物窝和宠物的玩具等宠物接触较多的地方；

（5）避免与宠物的"亲密接触"，如让宠物舔脸、与宠物接吻等；

（6）保持居室的清洁，定期打扫卫生；

（7）避免使用地毯、布艺沙发等容易附着尘螨的家具，以免宠物身上携带尘螨；

(8)宠物从室外回到室内时，应给宠物洗澡、清洁。

宠物过敏的防护见图 2.7-4。

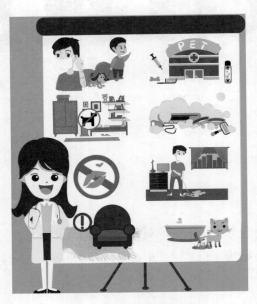

图 2.7-4 宠物过敏的防护

第八节　化妆品过敏的防护

　　某宝销量第一的爽肤水买回来，你用过之后脸部会泛红和刺痛吗？攒钱买回心心念念的贵妇级美白霜，你擦完之后脸部会起红疹和瘙痒吗？时尚杂志上最流行的发色，你染完之后额头会肿痛脱皮吗？（见图2.8-1）如果这些在你的日常生活中曾出现过，那么你很有可能对化妆品过敏。爱美之心人皆有之，对于越来越注重自己外表的俊男靓女，在使用护肤品、化妆品和烫染发等的同

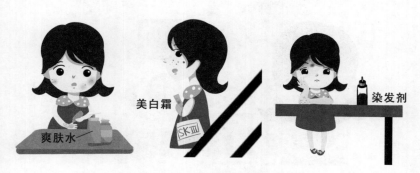

图 2.8-1　常见的化妆品过敏

时，一定要注意可能存在的过敏。

一、化妆品过敏的简介

目前市面上护肤品和化妆品的种类琳琅满目，有肌底液、爽肤水、精华、乳液、面霜、防晒霜、隔离霜、遮瑕霜、粉底液、眼线液、眼影、睫毛膏、眉粉、腮红、唇膏、定妆散粉，等等。不仅如此，这些护肤品和化妆品标明的功能也层出不穷，如美白、保湿、祛痘、修复和抗皱等。每次购买这些护肤品和化妆品的时候，面对各种种类、功能的产品，加上各大品牌、各种代言人的加持，大多数人肯定存在选择困难（见图2.8-2）。最后，可能在不完全了解产品的情况下，基于对品牌的信任、

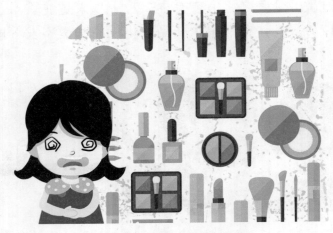

图 2.8-2　化妆品的选择困难

身边人的推荐、产品销量的考虑和价格的考量等外在因素，选择购买某种产品。这样可能会出现购买和使用的产品根本不符合你的肤质，甚至这些产品的质量根本不过关，从而导致皮肤过敏和眼唇红肿等化妆品过敏症状。

二、化妆品致敏的原因

化妆品中含有大量人工合成的化学物质，如香料、色素、乳化剂、防腐剂等。有些质量低劣的化妆品中甚至还存在着重金属，这些物质接触皮肤后，可直接刺激皮肤引起过敏反应。同时，即使是质量好的正规品牌，含有酒精的收缩毛孔产品，含有果酸、水杨酸的祛痘产品，这些成分也可以造成过敏。值得注意的是，染发剂和烫发剂中存在的苯胺类、强氧化剂等有机化学试剂，在接触头皮后很有可能造成一系列的严重过敏反应（见图2.8-3）。

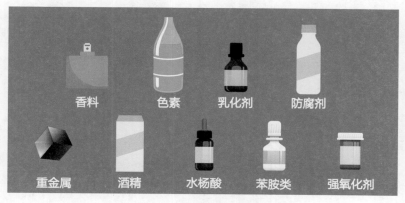

图 2.8-3　化妆品致敏的原因

三、化妆品致敏的症状

化妆品过敏可引起过敏性皮炎、光敏反应、色素沉着等疾病。出现的症状包括：皮肤瘙痒、泛红、起红疹、红斑、色素沉着、眼唇红肿、发热、脱皮掉屑、刺痛灼痛、头皮肿胀、皮肤出现水泡、渗液、化脓感染等(见图2.8-4)。化妆品过敏的诊断应根据病史、化妆品接触史、临床表现，同时结合皮肤斑贴试验的结果进行综合分析。

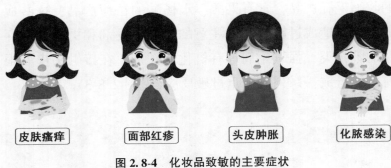

皮肤瘙痒　　　面部红疹　　　头皮肿胀　　　化脓感染

图 2.8-4　化妆品致敏的主要症状

四、化妆品过敏的防护

(1)充分了解自己的肤质后再选择化妆品；

(2)选择有正规厂家、生产日期、保质期、生产批号等信息的化妆品；

（3）选择化妆品时注意其具体成分，尽量选择无香料、无色素、无防腐剂、低刺激的温和化妆品；

（4）不要频繁地更换化妆品；

（5）不要使用过期或开瓶后长期放置的化妆品；

（6）不要使用颜色、味道有变化的化妆品；

（7）购买一款新的化妆品之前，做一个简单的皮肤过敏测试，即将一点化妆品涂抹在前臂内侧或耳后皮肤，观察48小时，如有红肿、瘙痒等反应，则避免使用；

（8）在正规的商场、超市和专柜等地方购买化妆品，避免从不正规的渠道买到假冒伪劣化妆品；

（9）如果白天为带妆的状态，则晚上睡觉之前一定要彻底卸妆并清洁皮肤；

（10）皮肤破溃处不要化妆；

（11）化妆不要太频繁，尽量少化浓妆，保持皮肤健康状态；

（12）使用化妆品后一旦出现轻微的过敏症状，应立即停止使用，并及时就医。

化妆品过敏防护见图2.8-5。

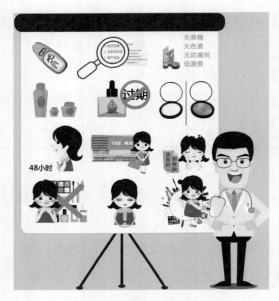

图 2.8-5 化妆品过敏防护

第三章
常见过敏性疾病

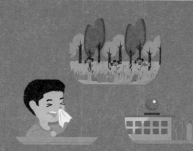

第一节 过敏性鼻炎

一、什么是过敏性鼻炎

过敏性鼻炎是非感染性鼻炎最常见的形式，是针对过敏原诱发的由 IgE 介导的免疫反应，以 T 淋巴细胞、嗜酸性粒细胞浸润为主要特征的过敏反应性疾病，导致鼻部炎症反应并出现打喷嚏、鼻塞鼻痒、流大量清鼻涕等症状。

二、过敏性鼻炎的病因

过敏性鼻炎与遗传(过敏体质)和环境(室内外环境，即过敏原)有关(见图 3.1-1)。

环境的变化导致越来越多的人患过敏性鼻炎。初发病时患者症状较轻，但随着与过敏原的反复接触，敏感性逐渐增加，病情逐渐加重，发病时间逐渐延长，并累及其他器官。

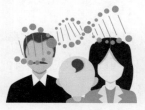 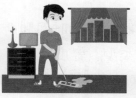 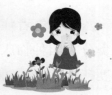

遗传　　　　　　室内环境　　　　　　户外环境

图 3.1-1　过敏性鼻炎的常见病因

　　尘螨是过敏性鼻炎最常见、最主要的过敏原，以屋尘螨和粉尘螨为主。在过敏性疾病中，50%～90%的患者由尘螨致敏。

　　花粉和真菌孢子是季节性过敏性鼻炎的主要致敏物（见图 3.1-2）。

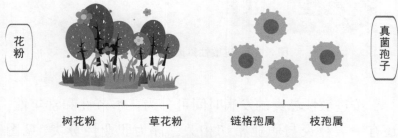

花粉　　　　　　　　　　　　　　　　　　　　　真菌孢子

树花粉　　　　草花粉　　　　链格孢属　　　　枝孢属

图 3.1-2　季节性过敏性鼻炎的主要致敏物

三、临床上过敏性鼻炎的分类

根据患者症状的持续时间和严重程度，将过敏性鼻炎分为四种临床类型：轻度间歇性、中-重度间歇性、轻度持续性、中-重度持续性(见图 3.1-3)。

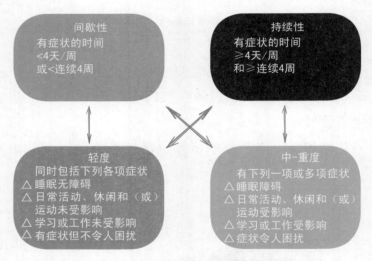

图 3.1-3 过敏性鼻炎的临床分类

按过敏性鼻炎的发病时间可分为：季节性和常年性，还有一类鼻炎与职业密切相关，称为职业性鼻炎(见图 3.1-4)。

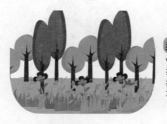
季节性：症状具有季节性，常发生在花粉播散季节，每年都在相同的季节发作，一般又称作花粉症。

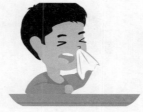
常年性：一年四季均有症状，表现为持续或间断的鼻部变态反应症状，与季节变化无关。

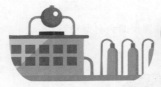
职业性：对工作场所中的某种或者某几种物质过敏，离开工作场所症状缓解。

图 3.1-4　过敏性鼻炎按发病时间及职业分类

四、患过敏性鼻炎会出现哪些症状

阵发性喷嚏、清水样流涕、鼻痒、鼻塞，称为过敏性鼻炎四大典型症状（见图 3.1-5）。

常合并伴有眼部症状，包括眼痒、流泪和眼部充血等，称为过敏性鼻结膜炎（见图 3.1-6）。

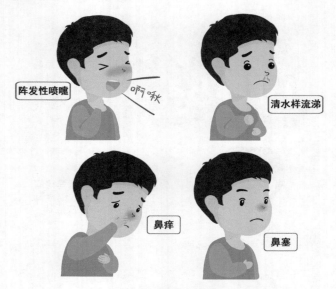

图 3.1-5 过敏性鼻炎四大典型症状

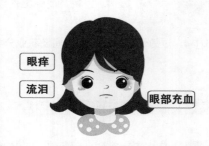

图 3.1-6 过敏性鼻炎常合并伴有的眼部症状

同时还可伴有咽痒、咳嗽、鼻后滴漏(鼻内炎性分泌物经鼻后孔流入咽部)、头痛、胸闷、喘息、哮喘等症状

（见图 3.1-7）。

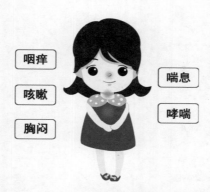

图 3.1-7　过敏性鼻炎其他合并症状

五、如何进行正确的诊断

实验室检查：过敏性鼻炎实验室检查需结合病史，并做鼻内镜检查、鼻腔分泌物涂片、过敏原皮肤试验、血清特异性 IgE、鼻激发试验等（见图 3.1-8）。

诊断标准：

（1）详细的病史；

（2）临床症状：阵发性喷嚏、清水样流涕、鼻塞、鼻痒等症状出现 2 项以上（含 2 项），每日症状持续或累计在 1 小时以上，可伴有眼部症状；

（3）体征：双侧鼻黏膜苍白、水肿，下鼻甲水肿，鼻

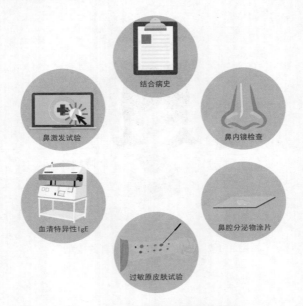

图 3.1-8 过敏性鼻炎实验室检查

腔内有大量水样分泌物，行前鼻镜检查，酌情行鼻内镜和鼻窦 CT 等检查；

（4）皮肤点刺试验：使用标准化变应原试剂进行皮肤试验；

（5）血清特异性 IgE 检测：可作为过敏性鼻炎诊断的实验室指标之一。

确诊过敏性鼻炎需要结合详细的病史资料，临床表现（体征）和实验室检查结果。

如何区分过敏性鼻炎与感冒见图 3.1-9。

区分过敏性鼻炎和感冒

	季节性	持续时间	鼻痒	伴随症状	鼻涕类型	喷嚏类型	传染性	病程
过敏性鼻炎	与季节性有关，比较有规律	可持续数月至数周	鼻痒难忍，如蚂蚁爬	耳朵、眼睛、喉咙发痒	鼻涕清澈稀薄，量多	连续打喷嚏	不传染，但可遗传	较长
感冒	无时间规律	一般持续7~10天	以鼻塞为主，鼻痒轻	发烧、疲倦、肌肉酸痛、全身不适	风寒感冒流清涕，风热感冒流浓涕	偶尔短暂打喷嚏	有较强的传染性	较短

图3.1-9 如何区分过敏性鼻炎与感冒

六、如何治疗

过敏性鼻炎的治疗原则包括环境控制、药物控制、特异性免疫治疗和患者健康教育。

1. 环境控制

避免接触过敏原和各种刺激物是过敏性鼻炎防治中的重要部分。单一的过敏原致敏可以在发病季节避免接触，减少暴露于各种过敏原环境下。然而，完全的避免在大多数过敏性疾病患者中很难做到。对于居室内过敏原环境评估，在过敏原含量极高的环境下，建议采用多方面措施避免接触尘螨、真菌和宠物等(见图 3.1-10)。

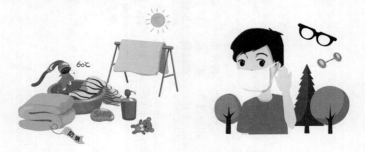

图 3.1-10 过敏性鼻炎防治的环境控制

2. 药物治疗

过敏性鼻炎药物治疗见图 3.1-11。

药物治疗	
①抗组胺药	推荐使用第二代抗组胺药或新型H1受体拮抗剂，能有效控制喷嚏、流清鼻涕、鼻塞、鼻痒等症状
②糖皮质激素	推荐鼻内局部糖皮质激素，它是目前治疗过敏性鼻炎最有效的药物，对所有鼻部症状均有改善作用，对中-重度持续性过敏性鼻炎，治疗时间不少于4周
③白三烯调节剂	对于过敏性鼻炎合并哮喘以及中-重度过敏性鼻炎的患者，白三烯调节剂是重要的治疗用药。临床上可单独使用或与抗组胺药、局部糖皮质激素联合使用
④色酮类药物	通常起效较慢，且持续时间短，一般用作对花粉过敏的患者在花粉播散季节前的预防用药，每日可多次使用
⑤鼻内减充血剂	能缓解鼻黏膜充血和肿胀，有效减轻鼻塞，一般每日两次（喷鼻或滴鼻），连续使用不超过一周

图 3.1-11　过敏性鼻炎的药物治疗

3. 特异性免疫治疗

目前特异性免疫治疗是唯一有可能改变过敏反应性疾病自然进程的"对因疗法"，最好用于过敏性鼻炎的早期治疗，疗程一般为3~5年。

4. 患者健康教育

对过敏性鼻炎的患者进行有针对性、个体化的健康教育是十分重要的，有利于增强患者的依从性。健康教育主要包括用药指导、加强生活防护指导和临床随访、患者科普教育等。

七、过敏性鼻炎用药指导

过敏性鼻炎用药指导见图 3.1-12。

1. 鼻腔冲洗剂

第一步：
洗手，打开瓶盖。

第二步：
将瓶握于右手掌心，大拇指放在按
压头上，将喷头置于左侧鼻孔内朝
向外侧按压5~10喷；同法，换左手
喷右侧鼻孔。（每日清洗2~6次）

第三步：
清洗后，将冲
洗液擤出。

第四步：
用纸巾擦净喷头，
盖好盖子，备用。

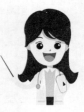

2. 鼻喷剂

第一步：
清除鼻腔分泌物。

第二步：
摇摇药瓶。

第三步：
使用前喷药
数次以获得
均匀喷雾。

第四步：
右手持瓶，将喷头
置于左鼻孔内朝向
外侧喷药，后换左
手喷右鼻孔。

第五步：
用布或纸巾擦
拭喷雾嘴，防
止阻塞。

3. 鼻阻隔剂

第一步：
洗手，清
洗鼻腔。

第二步：
拧开瓶盖，右手大拇指和食指
捏住瓶体，将喷头对准左侧鼻
孔朝向外侧，用力按压瓶体，
同时用力吸气。同法，换左手
对准右侧鼻孔朝向外侧给药。

第三步：
用纸巾擦净喷
头，拧上瓶盖
备用。

图 3.1-12   过敏性鼻炎用药指导

第二节 过敏性咳嗽

咳嗽是机体的防御性神经反射，有利于清除呼吸道分泌物和有害因子。但是，频繁剧烈的咳嗽会对患者的工作、生活和社会活动造成严重影响。

咳嗽通常按时间分为 3 类：急性咳嗽、亚急性咳嗽和慢性咳嗽。急性咳嗽<3 周，亚急性咳嗽为 3~8 周，慢性咳嗽>8 周。咳嗽按性质又可分为干咳与湿咳。

常见的咳嗽类型有：

（1）鼻后滴流综合征（Postnasal Drip Syndrome，PNDS）/上气道咳嗽综合征（Upper Airway Cough Syndrome，UACS）：由于鼻部疾病引起分泌物倒流鼻后和咽喉等部位，直接或间接刺激咳嗽感受器，导致以咳嗽为主要表现的临床综合征，称鼻后滴流综合征。

（2）咳嗽变异性哮喘（Cough Variant Asthma，CVA）：CVA 是哮喘的一种特殊类型，咳嗽是其唯一或主要临床表现，无明显喘息、气促等症状或体征，但存在气道高反应性。CVA 是慢性咳嗽的最常见病因。

（3）嗜酸粒细胞性支气管炎（Eosinophilic Bronchitis，EB）：EB 以气道嗜酸粒细胞浸润为特征，痰嗜酸粒细胞增高，但气道炎症范围较局限，平滑肌内肥大细胞浸润密度低于哮喘患者，其炎症程度、氧化应激水平均不同程度低于 CVA 患者。

（4）胃食管反流性咳嗽（Gastroesophageal Reflux-Related Cough，GERC）：因胃酸和其他胃内容物反流进入食管，导致以咳嗽为突出表现的临床综合征，属于胃食管反流病的一种特殊类型，是慢性咳嗽的常见原因。

（5）感染性咳嗽（Postinfectious Cough，PIC）：当呼吸道感染的急性期症状消失后，咳嗽仍然迁延不愈，多表现为刺激性干咳或咳少量白色黏液痰，通常持续 3~8 周，X 线胸片检查无异常，称之为感染后咳嗽。

（6）过敏性咳嗽（Atopic Cough，AC）：临床上某些慢性咳嗽患者具有特应质，痰嗜酸粒细胞正常，无气道高反应性，糖皮质激素及抗组胺药物治疗有效，将此类咳嗽定义为过敏性咳嗽。

一、什么是过敏性咳嗽

过敏性咳嗽是慢性咳嗽的常见病因，咳嗽是其唯一或主要的临床表现，无明显喘息、气喘、气促等症状或体征。临床上某些慢性咳嗽患者具有特异性体质，表现为痰嗜酸性粒细胞正常，无气道高反应性，糖皮质激素及抗组胺药物治疗有效，此类咳嗽称为过敏性咳嗽。国内多中心调查表明过敏性咳嗽占慢性咳嗽原因的三分之一（见图 3.2-1）。

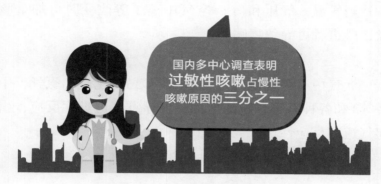

国内多中心调查表明**过敏性咳嗽**占慢性咳嗽原因的**三分之一**

图 3.2-1 过敏性咳嗽的流行病学

二、过敏性咳嗽的病因

1. 过敏性咳嗽主要的诱因

过敏性咳嗽主要的诱因是接触环境中的过敏原。

吸入性过敏原：如通过吸入尘螨、花粉、真菌、动物毛屑等，刺激鼻-咽部出现过强的免疫反应，诱发咳嗽；食入性过敏原：如芒果、坚果、海产品等，易刺激咽喉部诱发咳嗽；接触性过敏原：如化妆品、染发剂、化学添加剂等，刺激呼吸道出现免疫反应，导致咳嗽；药物过敏原：常见易致敏的药物有 ACEI（血管紧张素转化酶抑制剂)类降压药、解热镇痛药、抗炎药等，易诱发咳嗽。

2. 气候改变

当气温、气压和(或)空气中离子等改变时可加重咳嗽，严重者可导致哮喘。

3. 空气污染

大气中有害气体(如一氧化碳、二氧化硫、氨气、甲醛等)和各种有害颗粒的增加，可导致气道炎症反应，引起气道高反应性。

过敏性咳嗽的病因见图 3.2-2。

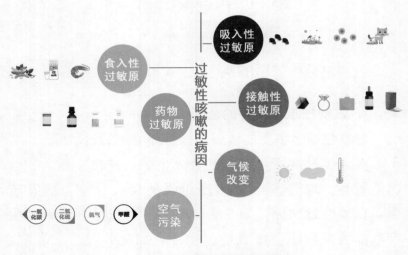

图 3.2-2　过敏性咳嗽的病因

三、过敏性咳嗽的临床表现

过敏性咳嗽主要表现为刺激性干咳，多为阵发性，在夜间或晨间加剧。有的患者发作有一定的季节性，以春秋多见。感冒、冷空气、灰尘、尘螨、花粉及油烟等容易诱发或加重咳嗽，常伴有咽喉发痒。当咳嗽发展为慢性咳嗽时表现为长期顽固性咳嗽。

容易诱发或加重咳嗽的因素见图 3.2-3。

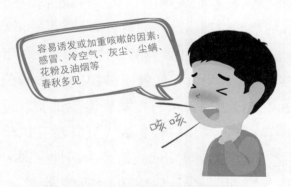

图 3.2-3 容易诱发或加重咳嗽的因素

四、如何正确诊断过敏性咳嗽

通过仔细询问病史(咳嗽持续时间、时相、性质、诱因或加重因素、伴随症状等)和相应的实验室检查，缩小咳嗽的诊断范围，提供病因诊断线索，得出初步诊断结果并进行下一步明确诊断。

实验室检查：

(1)X线检查：胸部X线片显示正常或者肺纹理增加但无其他器质性改变。

(2)呼出气一氧化氮(FeNO)水平检查。这是近年来开展的一项无创气道炎症检查技术，FeNO增高(>32pb)提示嗜酸粒细胞性炎症或激素敏感性咳嗽可能性大。但FeNO筛查慢性咳嗽相关嗜酸粒细胞性炎症敏感性不高，大约40%的嗜酸粒细胞增高的患者FeNO水平正常。

(3)肺功能检查：主要行肺量计检测及支气管激发试验。当患者第一秒用力呼气容积(FEV_1)与预计值的百分比达到70%及以上时，可行支气管激发试验。过敏性咳嗽患者不存在气道高反应性，故支气管激发试验结果一般为阴性。若支气管激发试验结果为阳性，则表明受试者存在高气道反应性，是临床诊断咳嗽变异性哮喘(CVA)的重要依据。

(4)过敏原检测：对于过敏性咳嗽的患者需要进行过敏原检测，以尽早明确过敏原，并采取相应的预防或治疗措施。

过敏性咳嗽的正确诊断见图3.2-4。

过敏性咳嗽的诊断要点为：咳嗽持续>4周，呈刺激

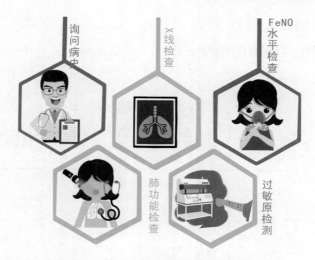

图 3.2-4 过敏性咳嗽的正确诊断

性干咳；肺通气功能正常，支气管激发试验阴性，咳嗽感受敏感性增高；气道痰嗜酸性粒细胞不增高；糖皮质激素或抗组胺药治疗有效。具有下列指征之一：有其他过敏性疾病病史或过敏物质接触史；过敏原皮试阳性；血清总 IgE 和特异性 IgE 增高。

五、如何有效治疗过敏性咳嗽

过敏性咳嗽的治疗原则：无论是"过敏性咳嗽"还是"咳嗽变异性哮喘"，治疗都应按照哮喘治疗指南原则进行。糖皮质激素或抗组胺药治疗有效，吸入糖皮质激素治疗 4 周以上。

过敏性咳嗽的治疗见图 3.2-5。

抗生素治疗

作用： 彻底消除可能存在的感染因素，加强抗气道高反应性的强度。
用药指导： 疑有感染时尽早使用抗生素治疗，合理有效足量，避免抗生素滥用，不要长时间使用，否则会破坏正常菌群，造成身体紊乱。

吸入糖皮质激素

作用： 抗炎治疗为主。
用药指导： 吸入糖皮质激素的时间应至少持续3个月，以免复发。临床常用的为吸入激素和β_2受体激动剂的混合剂如信必可都保、舒利迭。

支气管舒张剂

作用： 可以暂时缓解咳嗽症状。
用药指导： 不建议长期单独使用，如吸入或口服β_2受体激动剂和/或口服茶碱类药物。

抗组胺药物

作用： 能有效减轻咳嗽症状，缓解伴随症状。
用药指导： 如左旋西替利嗪、氯雷他定以及肥大细胞稳定剂如色甘酸钠等也可以有良好的效果，但往往需要持续应用2周以上。对于停药后又反复发作的患者应及时查清过敏原，采取有效的预防手段。

白三烯调节剂

作用： 能够减轻患者咳嗽症状，改善生活质量并减缓气道炎症。
用药指导： 如孟鲁司特，它与激素被称为哮喘治疗的"双通道"药物。

图 3.2-5　过敏性咳嗽的治疗

第三节 支气管哮喘

一、什么是支气管哮喘

支气管哮喘是由多种细胞(嗜酸性粒细胞、肥大细胞、T淋巴细胞、中性粒细胞、平滑肌细胞、气道上皮细胞等)参与的以慢性气道炎症为常见特征的变态反应性疾病。以气道慢性炎症、气道高反应性、可逆性气流受限和气道重构为主要特征。

支气管哮喘主要表现为：反复发作的喘息、气短、咳嗽、胸闷等(哮喘不一定会喘息，喘息不一定就是哮喘)，同时伴有可逆性的气流受限(不发作时跟正常人无明显区别)。但是随着疾病的发展，这种可逆性的改变会随着支气管的改变而变得不可逆，哮喘的治疗随之变得困难，症状也会越来越明显。

支气管哮喘发病的特征见图 3.3-1。

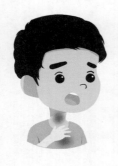

易发作性
接触到过敏原或各种刺激因素可诱发哮喘发作

时间规律性
常在夜间和凌晨（2～6时）发作或加重

季节性
好发于寒冷的季节，秋冬季

可逆性
经合理有效治疗后，可在较短时间内部分或完全缓解

图 3.3-1　支气管哮喘发病的特征

二、支气管哮喘的病因

1. 遗传因素

调查研究表明，哮喘患者亲属的患病率高于群体患病率。如果父母患有哮喘，其子女患哮喘的几率是正常人群的 2.5~3 倍。

2. 精神因素

情绪激动、紧张不安、抑郁、焦虑等情绪波动，都会促使哮喘发作。

3. 感染因素

哮喘的形成和发作与反复呼吸道感染有关。如病毒感染后，可直接损害呼吸道上皮，致使呼吸道反应性增高；寄生虫如蛔虫、钩虫引起的哮喘在农村多见。

4. 环境因素

（1）过敏原：尘螨、蟑螂、宠物、药物（阿司匹林等）是引起哮喘最常见的过敏原。

（2）气候改变：在寒冷季节或秋冬气候转变时，冷环境刺激呼吸道引起支气管痉挛，可导致哮喘发作。

（3）空气污染：工业化进程不断加快，大气中有害气体(如一氧化碳、二氧化硫、氨气、甲醛等)、家庭油烟和各种有害颗粒的增加，都是诱发和加重哮喘的重要原因。

支气管哮喘的病因见图 3.3-2。

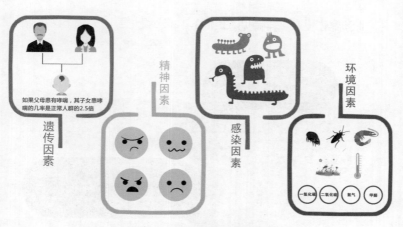

图 3.3-2 支气管哮喘的病因

三、哮喘的分型

哮喘的分型见图 3.3-3。

名　称	症　状	夜间症状	肺　功　能
间歇性（轻型）	≤2次/周，无症状之间PEFR正常	每月≤2次	PEFR或FEV，≥80%
持续性（轻型）	每周≥2次，但每天<1次可能有运动诱发哮喘	每月≤2次	PEFR或FEV，≥80%
持续性（中型）	每天有症状，每周发作	每月≥1次	PEFR或FEV，≥60%，≥2天或持续但<80%
持续性（重型）	症状持续，运动受限，经常发作	经常	PEFR或FEV，≤60%

图 3.3-3　哮喘的分型

注：PEF：最大呼气峰流速

　　FEV：最大用力呼气量

临床常见的哮喘见图 3.3-4。

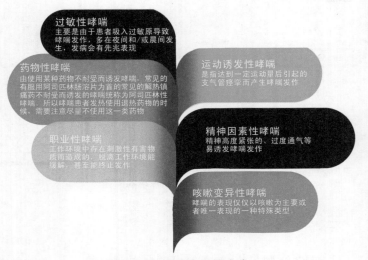

图 3.3-4　临床常见的哮喘

四、哮喘的临床表现

在我国支气管哮喘患者中，超过 70% 的患者是过敏性哮喘。发作先兆表现为出现打喷嚏、流鼻涕、鼻塞鼻痒、咳嗽、胸闷等症状。哮喘的临床表现见图 3.3-5。

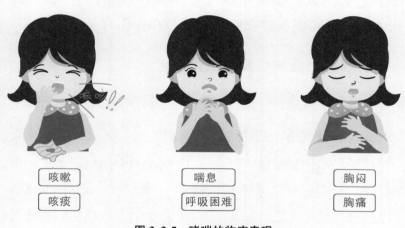

咳嗽	喘息	胸闷
咳痰	呼吸困难	胸痛

图 3.3-5　哮喘的临床表现

（1）咳嗽、咳痰：咳嗽是过敏性哮喘的常见症状，是由于气道的炎症和支气管痉挛引起的。作为过敏性哮喘的先兆症状，一般为干咳，到哮喘发作期咳嗽和咳痰反而减轻，以喘息症状为主。在哮喘发作接近尾声时，主要以夜间慢性咳嗽为主。

（2）喘息和呼吸困难：喘息和呼吸困难是过敏性哮喘的特征性临床表现，在过敏性哮喘的先兆症状之后，出现胸闷、胸紧、气短和呼吸困难，喘息往往发作较为突然。

（3）胸闷和胸痛：过敏性哮喘发作时，病人可有胸闷和胸紧的感觉。如果过敏性哮喘发作较重，时间较长，可有胸痛，可能与呼吸肌过度疲劳和拉伤有关。

五、如何正确诊断支气管哮喘

1. 诊断标准

（1）典型哮喘的临床症状和体征：

反复发作性喘息、气促，伴或不伴胸闷或咳嗽，夜间及晨间多发，常与接触过敏原、冷空气、理化性刺激以及上呼吸道感染、运动等有关；发作时双肺可闻及散在或弥漫性哮鸣音，呼气相延长。以上症状和体征可经治疗缓解或自行缓解。

（2）可变气流受限的客观检查：

支气管舒张试验阳性或支气管激发试验阳性；呼气流量峰值（PEF）平均每日昼夜变异率>10%，或 PEF 周变异率>20%。

若符合上述症状和体征，同时具备气流受限客观检查中的任一条，并排除其他疾病所引起的喘息、气促、胸闷及咳嗽，则可以诊断为哮喘。

2. 实验室检查

（1）过敏原检测：主要包括体外试验和体内试验，判断患者是否对某种过敏原过敏，协助诊断。

（2）痰涂片检测：痰涂片可见嗜酸性粒细胞计数增高（>2.5%），且与哮喘症状有关。

（3）呼出气一氧化氮测定（FeNO）：哮喘患者呼出气一氧化氮水平升高可有助于支气管哮喘诊断及严重程度评估，FeNO测定可以作为评估气道炎症和哮喘控制水平的指标。

（4）肺功能：临床上用于哮喘诊断和评估通气功能指标，主要为FEV1和PEF。FEV1和PEF能反映气道阻塞的严重程度，是客观判断哮喘病情最常用的评估指标。可通过肺功能检查了解是否有气流受限，通过支气管激发试验观察是否存在气道高反应性。

（5）胸部X线检查：哮喘发作时可见两肺呈过度通气状态，透亮度增高。

支气管哮喘诊断的实验室检查项目见图3.3-6。

支气管哮喘的治疗见图3.3-7。

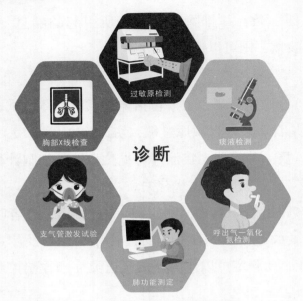

图 3.3-6　哮喘的实验室检查

1.支气管扩张剂

(1)β₂ 受体激动剂

β₂ 受体激动剂是控制哮喘急性发作的首选药。

作用：松弛支气管平滑肌。

类型：短效作用时间为 4~6 小时(如沙丁胺醇、特布他林、非洛特罗等)；长效作用时间约为 12 小时(如福莫特罗、沙美特罗等)。

用药指导：用药方法首选吸入，短效 β₂ 受体激动剂是缓解轻至中度哮喘急性症状的首选药物，也可用于预防运动性哮喘，应按需使用，不宜长期、单一、过量应用；长效 β₂ 受体激动剂适用于夜间哮喘和运动性哮喘的预防和治疗，长期单独使用长效 β₂ 受体激动剂有增加哮喘死亡的风险，不主张单独使用，应与吸入激素联合应用。

(2)茶碱类

作用：具有舒张支气管平滑肌、强心、利尿、兴奋呼吸中枢和呼吸肌等作用。

用药指导：茶碱类与糖皮质激素合用具有协同作用，在吸入糖皮质激素和 β_2 受体激动剂不能达到治疗效果时，可加用茶碱类药物(如氨茶碱、多索茶碱)作为哮喘的维持治疗。适用于轻度至中度哮喘发作和维持治疗。

(3)抗胆碱能药

作用：降低迷走神经张力，舒张支气管，并减少痰液分泌。

用药指导：抗胆碱能药与 β_2 受体激动剂联合吸入有互补作用，适用于有吸烟史的老年哮喘患者。常用的吸入抗胆碱能药物有异丙托溴铵、噻托溴胺等。

2.抗炎药

糖皮质激素是当前控制哮喘发作最有效的药物。

作用：抑制炎症细胞的迁移和活化，抑制细胞因子的生成，抑制炎症介质的释放，增强平滑肌细胞 β_2 受体的反应性，从而有效控制气道炎症，降低气道高反应性，减轻哮喘症状，改善肺功能，减少哮喘发作的频率和减轻发作时的严重程度。

(1)糖皮质激素

类型：有吸入、口服和静脉注射三种给药途径。吸入用药是首选给药途径。

用药指导：吸入治疗是目前推荐长期治疗哮喘的最常用方法。常用的吸入药物有倍氯米松、布地奈德、氟替卡松等。中重度哮喘时，目前推荐的是吸入糖皮质激素与长效 β_2 受体激动剂的联合制剂，常用的有沙美特罗/替卡松、福莫特罗/布地奈德等。吸入激素后应及时用清水漱口咽部，防止口咽部的不良反应。

(2)白三烯调节剂

作用：通过调节白三烯的生物活性而发挥抗炎作用，同时具有舒张支气管平滑肌的作用，可减轻哮喘的症状，改善肺功能，减少哮喘的恶化。

用药指导：该调节剂是除吸入激素外唯一可单独使用的长效控制剂。可作为轻度哮喘的替代药物和中重度哮喘的联合用药，适用于药物性哮喘、运动性哮喘及伴有过敏性鼻炎的哮喘。常用药物有孟鲁司特、扎鲁司特等。

3.抗组胺药

抗组胺药 | 新一代抗组胺药对轻度哮喘和季节性哮喘有一定效果，主要用于伴有过敏性鼻炎的哮喘患者，也可与 β_2 受体激动剂联合用药。常用的药物有氯雷他定、西替利嗪、氮卓斯汀等。

4.特异性免疫治疗

特异性免疫治疗 | **作用**：通过皮下注射常见吸入性变应原（如尘螨、花粉、霉菌等）提取液，可减轻哮喘症状和降低气道高反应性。
用药指导：适用于过敏原明确，且在严格的环境控制和药物治疗后仍控制不良的哮喘患者。皮下脱敏治疗疗程为 3~5 年，应严格遵医嘱进行有效治疗。

5.靶向药物抗IgE治疗——奥马珠单抗

奥马珠单抗 | **作用**：治疗哮喘的创新型靶向药物抗 IgE 治疗，奥马珠单抗通过靶向结合 IgE，可降低体内的游离 IgE，同时还可降低树突状细胞、肥大细胞、嗜碱性粒细胞表面 FcɛRI 表达，从而阻断 IgE 与 FcɛRI 结合后，预防肥大细胞和嗜碱性粒细胞脱粒，减少炎症介质释放以及嗜酸性粒细胞浸润，最终降低气道炎症，减少哮喘症状和急性发作的发生。
用药指导：适用于 6 岁及以上儿童、青少年和成人，确认为 IgE 介导的哮喘，经 ICS/LABA 治疗后仍不能有效控制症状的中重度持续性过敏性哮喘。根据基线 IgE（治疗开始前测定）和体重，确定合适的给药剂量和给药频率。

注：ICS—吸入糖皮质激素；LABA—长效 β_2 受体激动剂

图 3.3-7 支气管哮喘的治疗

六、支气管哮喘用药指导

一旦确诊为哮喘，应尽早开始有规律的控制治疗，这对于取得最佳疗效至关重要。整个哮喘治疗过程中需要对患者连续进行评估、调整并观察治疗反应。控制性药物的升降级应按照阶梯式方案选择。哮喘控制维持 3 个月以上可以考虑降级治疗，以找到维持哮喘控制的最低有效治疗级别。

第一级治疗：按需吸入缓解药物。

第二级治疗：低剂量控制性药物加按需使用缓解药物。

第三级治疗：1 种或 2 种控制性药物加按需使用缓解药物。

第四级治疗：2 种或以上控制性药物加按需使用缓解药物。

第五级治疗：较高水平的治疗和(或)叠加治疗。

哮喘患者长期(阶梯性)治疗方案见图 3.3-8。

哮喘患者治疗方案如何调整见图 3.3-9。

升级治疗：若目前级别的治疗方案不能控制哮喘(症状持续和/或发生急性发作)，则应给予升级治疗，选择更高级别的治疗方案直至达到控制哮喘为止。

降级治疗：若哮喘症状得到控制并维持至少 3 个月，且肺功能恢复并维持平稳状态，则可考虑降级治疗(见图 3.3-10)。

治疗方案	1级	2级	3级	4级	5级
推荐选择控制药物	不需使用药物	低剂量ICS	低剂量ICS/LABA	中/高剂量ICS/LABA	加其他治疗，如：LAMA、抗IgE、抗IL-5
其他选择控制药物	低剂量ICS	白三烯受体拮抗剂（LTRA）低剂量茶碱	中/高剂量ICS 低剂量ICS+LTRA（或加茶碱）	中/高剂量ICS/LABA加LAMA中/高剂量ICS+LTRA（或加茶碱）	低剂量口服激素
缓解药物	按需使用SABA	按需使用SABA	按需使用SABA或低剂量布地奈德/福摩特罗或倍氯米松/福摩特罗	按需使用SABA或低剂量布地奈德/福摩特罗或倍氯米松/福摩特罗	按需使用SABA或低剂量布地奈德/福摩特罗或倍氯米松/福摩特罗

图3.3-8　哮喘患者长期（阶梯性）治疗方案

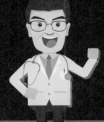

哮喘治疗方案的调整策略主要是根据症状控制水平和风险因素水平（主要包括肺功能受损的程度和哮喘急性发作史）等，按照哮喘阶梯式治疗方案进行升级或降级调整，以获得良好的症状控制并减少急性发作的风险。各级治疗级别方案中都应该按需使用缓解药物以迅速缓解症状，规律使用控制药物以维持症状的控制。

图 3.3-9 如何调整治疗方案

升级治疗：若目前级别的治疗方案不能控制哮喘（症状持续和/或发生急性发作），则应给予升级治疗，选择更高级别的治疗方案直至达到控制哮喘为止。

降级治疗：若哮喘症状得到控制并维持至少3个月，且肺功能恢复并维持平稳状态，则可考虑降级治疗

图 3.3-10 升级治疗和降级治疗

七、常见哮喘药物使用方法

常见哮喘药物使用方法见图 3.3-11。

常见吸入装置使用方法

压力变量气雾剂

取下保护盖，充分振摇均匀

轻轻地呼气，直到气不能再从肺内呼出

开始吸气的同时按压气雾剂顶部喷药，缓慢地深吸

屏息10秒，然后再呼吸

压力变量气雾剂+储雾瓶

将气雾剂摇匀，将气雾剂吸口插入储物罐

轻轻地呼气，直到气不能再从肺内呼出

按压气雾剂上部1次，缓慢吸气，直到无法吸入为止

拿开储雾罐，屏息10秒，呼气，漱口

干粉剂装置-准纳器

手握住外壳，大拇指放在手柄上，向外推动，直到完全打开

当滑动杆发出"咔哒"声时，表明标准计量药已备好，不要随意拨动滑动杆

平稳呼吸，呼尽气后，喷嘴放入口中，缓慢深吸药物

拿开准纳器，屏息10秒，呼气，漱口，后拉手柄，发出咔哒声表示已关闭

干粉剂装置-都保

旋松并拔出瓶盖

拿直都保，向某一方向转到底，再原路返回，当听到"咔哒"一声时，表示一次剂的药粉已装好

将吸嘴置于齿间，用双唇包住吸嘴用力吸气，拿开都保，屏息5秒

图 3.3-11 常见哮喘吸入药物使用方法

第四节　过敏性结膜炎

一、什么是过敏性结膜炎?

过敏性结膜炎是眼部过敏性疾病中最常见的形式,是结膜对外界过敏原产生的一种超敏反应。

过敏性结膜炎常分Ⅰ型和Ⅳ型(见图 3.4-1)。

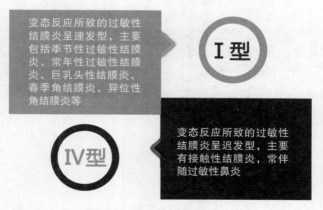

图 3.4-1　过敏性结膜炎分型

二、过敏性结膜炎的病因

过敏性结膜炎患者结膜中的肥大细胞数目增多，它们对眼内组胺激发试验显示高反应性。这种免疫应答的结果造成了结膜的血管扩张与水肿。

过敏性结膜炎又分急性过敏性结膜炎、季节性过敏性结膜炎和常年性过敏性结膜炎（见图 3.4-2）。

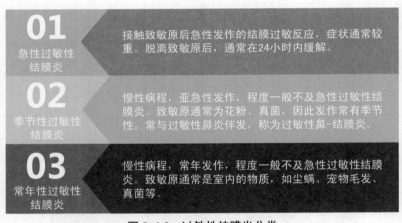

01 急性过敏性结膜炎 接触致敏原后急性发作的结膜过敏反应，症状通常较重。脱离致敏原后，通常在24小时内缓解。

02 季节性过敏性结膜炎 慢性病程，亚急性发作，程度一般不及急性过敏性结膜炎。致敏原通常为花粉、真菌，因此发作常有季节性。常与过敏性鼻炎伴发，称为过敏性鼻-结膜炎。

03 常年性过敏性结膜炎 慢性病程，常年发作，程度一般不及急性过敏性结膜炎。致敏原通常是室内的物质，如尘螨、宠物毛发、真菌等。

图 3.4-2 过敏性结膜炎分类

三、过敏性结膜炎的临床表现

过敏性结膜炎最常见的症状是眼痒，几乎所有的过敏性结膜炎患者均可出现，其中春季角结膜炎表现最为明显。其他症状有流泪、灼热感、畏光及分泌物增加等。分泌物多为黏液性。一些较严重的过敏性结膜炎，如春季角结膜炎及异位性角结膜炎有时可以出现视力下降。过敏性结膜炎最常见的体征为结膜充血(见图3.4-3)。

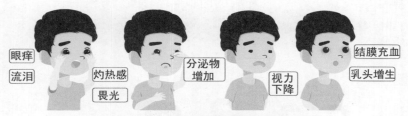

图3.4-3 过敏性结膜炎的临床表现

结膜乳头增生是另一个常见的体征，乳头多出现于上睑结膜(见图3.4-4)。

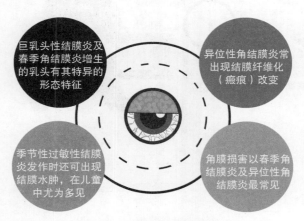

图3.4-4 各种结膜炎的表现

四、如何诊断过敏性结膜炎

过敏性结膜炎的诊断基于患者的相应病史，诊断时需要仔细询问病史，如家族及个人过敏史、用药史、接触史、发病的季节、发病的时间与快慢、病程的长短等，同时密切结合其临床表现，必要时需辅以实验室检查(见图 3.4-5)。

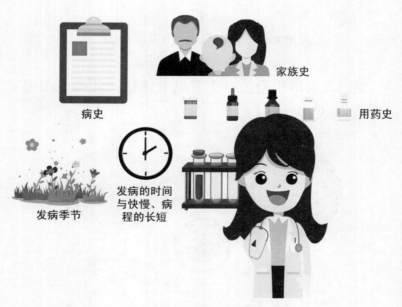

图 3.4-5　如何诊断过敏性结膜炎

对一些不典型的病例可做结膜的病理活检或结膜刮片细胞学检查。大多数病例发作期常见较多嗜酸性粒细胞。此外，可做血清 IgE 含量测定，不但可协助诊断，还可做预测病程的指标。

实验室检查见图 3.4-6。

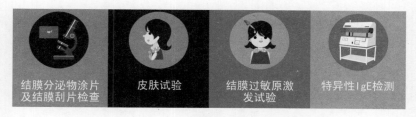

图 3.4-6 过敏性结膜炎的实验室检查

（1）结膜分泌物涂片及结膜刮片细胞学检查：结膜分泌物涂片可能会见到大量的嗜酸性粒细胞。如结膜分泌物涂片及结膜刮片细胞学试验显示嗜酸性粒细胞阴性并不能排除过敏性结膜炎的诊断。

（2）皮肤试验：对于确诊是否对某一可疑过敏原发生反应具有一定的诊断价值，需与临床表现相符合，皮肤试验阳性常起到证实作用。

（3）结膜过敏原激发试验：过敏性疾病检查的"金标准"，可用于过敏性疾病的诊断、变应原的寻找、观察变应原引起的临床表现以及评价抗过敏治疗的效果。

(4)特异性 IgE 检测：血清特异性 IgE 检测结果可检测出阳性。该方法操作简单，但其敏感性及特异性均不高。

五、如何治疗过敏性结膜炎

1. 一般治疗

脱离过敏原是最为理想有效的治疗手段。应尽量避免与可能的过敏原接触。注意眼部卫生，停戴或更换优质的接触镜与护理液。眼睑冷敷可以暂时缓解症状。

2. 药物治疗

过敏性结膜炎药物治疗见图 3.4-7。

①抗组胺药	抗组胺药通常局部使用，常用的滴眼液有 0.1% 的依美斯汀、0.05% 的左卡巴斯汀、0.1% 的奥洛他定及 0.5% 的酮酪酸。如果有眼外症状，可以口服使用，不过其效果不如局部用药。常用口服药物有氯雷他定、西替利嗪等。抗组胺药与血管收缩剂联合使用，往往可以取得更好的治疗效果，如润洁那素达等。
②肥大细胞稳定剂	常用的有色甘酸二钠及奈多罗米等。肥大细胞稳定剂的总体治疗效果虽不及抗组胺药，但其对抑制流泪似乎更有效。最好在接触过敏原之前使用。

③非甾体类抗炎药 | 在过敏性疾病发作的急性阶段及间歇阶段均可使用，对缓解眼痒、结膜充血、流泪等眼部症状及体征均显示出一定的治疗效果，它还可以减少激素的使用剂量，常用的有吲哚美辛、双氯芬酸钠、阿司匹林等。

④血管收缩剂 | 局部使用的常用药物有肾上腺素萘甲唑林、羟甲唑林、四氢唑林等，可改善眼部不适，减轻眼表充血。

⑤糖皮质激素 | 严重的过敏性结膜炎使用其他药物治疗无效时才考虑使用，且使用时间不宜太长，以免引起白内障、青光眼、单胞病毒感染、真菌感染及角膜上皮愈合延迟等并发症。常用的有地塞米松、倍他米松及氟米龙等。

⑥免疫抑制剂 | 主要有环孢霉素 A 及他克莫司。对于一些严重的需要使用激素的春季角结膜炎病例，局部应用 2% 的环孢霉素 A 可以很快控制局部炎症及减少激素的使用量。但是，在停药后易复发。

图 3.4-7 过敏性结膜炎药物治疗

3. 脱敏治疗

脱敏治疗主要用于季节性过敏性结膜炎，对于其他亚型的过敏性结膜炎，其治疗效果往往并不理想，因而很少采用。

4. 心理治疗

眼过敏性疾病是一种急性或慢性的反复发作性疾病，彻底根治常常非常困难。因此，对一些患者易造成较大的心理压力。特别是一些春季角结膜炎的患儿，可能会出现一定的心理障碍，故应加以心理治疗。

六、用药指导

常见滴眼液用法见图3.4-8。

第一步，滴眼药前先将手洗干净。

第二步，滴药前先洗净双眼，应用消毒棉签擦净眼分泌物、眼泪，以提高疗效。

第三步，取坐位或仰卧位，头稍向后仰，用左手拇指和食指轻轻分开上下眼睑，眼睛向上看，右手持眼药水，将药液滴入眼睑1~2滴后，再将上眼睑轻轻提起，使药液充分分布于结膜囊内。同法滴另一只眼睛。

第四步，闭眼1~2分钟，切勿用力闭眼，以防将药液挤出。

注意事项：
(1)请勿佩戴角膜接触镜；
(2)滴眼液开盖4周后应不再使用；
(3)为避免污染瓶口和药液，使用时不要使瓶口接触眼睑或眼周皮肤；
(4)要防止儿童滴完眼药后哭闹，以防止泪水稀释了药液而起不到治疗作用。

图3.4-8　常见滴眼液用法

第五节　湿　　疹

一、什么是湿疹?

湿疹是一种由各种因素相互作用导致的一种慢性、复发性皮肤炎症,往往伴随有剧烈瘙痒,严重影响患者生活质量。湿疹通常初发于婴幼儿和儿童,病情迁延反复,部分可持续至成年期。有研究表明,我国儿童湿疹患病率为 2%~7.2%,发达国家儿童患病率高达 10%~20%,城市高于农村。如果婴幼儿患有湿疹,且未经有效治疗和控制,则长大后发展为过敏性鼻炎或哮喘的风险更高。

湿疹流行病学见图 3.5-1。

二、湿疹的病因

湿疹的病因和发病机制复杂,涉及遗传、皮肤屏障功能障碍、免疫、感染和环境等多种因素,其中遗传因

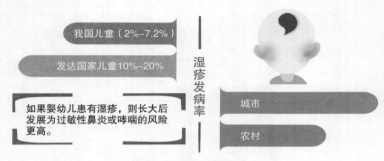

图 3.5-1　湿疹流行病学

素和环境因素是目前认为引起湿疹的最主要因素。

湿疹的病因见图 3.5-2。

01遗传：患者父母双方有过敏体质，其子代患病率显著增加，出现湿疹的风险较大。调查显示43%~83%的患者有家族史。

02皮肤屏障功能障碍：湿疹重要发病因素之一。患者表皮通透屏障障碍，导致大量水分经皮丧失，角质层含水量降低，角质层大量脱落，出现干皮症，同时受外界环境等刺激，过敏原、病原体进入皮肤，诱发皮炎或感染。

03免疫异常：T细胞免疫功能紊乱，80%患者IgE升高。患者Th1与Th2细胞功能明显失衡。

04感染：细菌、病毒、真菌及微生物感染可加重本病。常见的有金黄色葡萄球菌、马拉色菌、镰刀霉感染等。

05饮食：饮食注意避开易导致过敏的食物，如高蛋白食物（牛奶、鸡蛋）、海鲜类食物（海鱼、海虾等）；可食用真菌食物（蘑菇）和醋等。

06环境：环境干燥、洗浴过度等均可破坏皮肤屏障功能，应避免接触致敏物质（如花粉、尘螨、化工用品等）。

图 3.5-2　湿疹的病因

三、湿疹有哪些表现

1. 分期

根据年龄及皮疹特点，可将湿疹分为三期：婴幼儿期(0~3岁)、儿童期(3~12岁)、青少年期(12~18岁)。见图3.5-3。

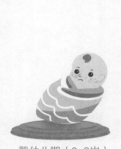 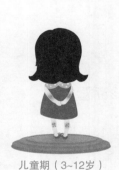 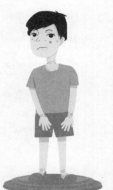

婴幼儿期（0~3岁） 儿童期（3~12岁） 青少年期（12~18岁）

图 3.5-3 湿疹分期

婴幼儿期(0~3岁)：往往发生在出生6个月内，大多数在出生后1~2个月出现皮疹，累及头面部、颈部、双手及四肢。典型皮疹为红色斑丘疹、小丘疱疹或斑块，有渗出、脱屑、结痂、剧烈瘙痒，呈对称性出现，并可继发感染。80%患者会在2岁左右痊愈，严重患者可持续至儿童期。

儿童期(3~12岁)：皮疹特点是渗出少，皮肤干燥，皮疹以丘疹、浸润性红斑和苔藓化为主。此期特征性表现是典型的肘窝和腘窝的斑块或苔藓化改变。常累及四肢的伸侧和屈侧，常见于腕部和踝部。

青少年期(12~18岁)：屈侧苔藓样皮疹是此期的主要特征。常见的发病部位见于腕部、踝部、颈部、眼睑。患者也可出现浸润性斑块，伴有小水泡、糜烂、抓痕或苔藓化。

2. 湿疹的分型

湿疹分型见图 3.5-4。

四、如何正确诊断湿疹

湿疹的诊断标准主要根据病人详细的病史、皮疹形态及病程等。主要标准：皮肤瘙痒。

湿疹实验室相关检查主要有过敏原检测和继发感染的相关检查(见图 3.5-5)。

五、湿疹的治疗

湿疹治疗的目的是缓解或消除临床症状，消除诱发和(或)加重因素，减少和预防复发，提高患者的生活质量。

急性湿疹

皮损初为多数密集的粟粒大小的丘疹、丘疱疹或小水疱，逐渐融合成片，明显的点状渗出及小糜烂面，边缘不清。好发于头面部、耳后、四肢远端等，多呈对称发布。

亚急性湿疹

急性湿疹炎症减轻后，皮损以小丘疹、结痂和鳞屑为主，仅见少量丘疱疹及糜烂。仍有剧烈瘙痒。

慢性湿疹

常因急性、亚急性湿疹反复发作不愈而转为慢性湿疹；也可开始即为慢性湿疹。表现为患处皮肤增厚、浸润、鳞屑、结痂、剧烈瘙痒。常见于肘窝、腘窝、手足等处。常呈阵发性，病程不定，易复发，病情时轻时重。

01 皮损表现

02 皮损累及的范围

局限性湿疹

仅发生在特定部位，即可以部位命名，如手部湿疹、耳部湿疹等。

泛发性湿疹

皮损多，泛发或散发于全身多个部位。如钱币性湿疹、自身敏感性湿疹、脂溢性湿疹等。

图 3.5-4　湿疹分型

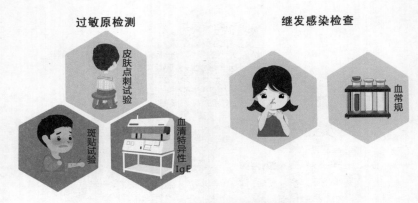

图 3.5-5 湿疹的实验室检查

1. 一般治疗

(1)加强患者健康教育:

仔细寻找可能的诱因,如环境、生活习惯、饮食、嗜好等,以及有无慢性病灶。加强患者健康教育(见图3.5-6)。湿疹常在婴儿时期发病,因此婴儿期尿片、床上用品等应选择柔软的棉制品,衣物宽松,避免搔抓;避免饮酒和食用辛辣食物,避免食入过敏食物;尽量减少生活中的过敏原;保持居室凉爽环境;避免强烈阳光照晒。

(2)修复皮肤屏障功能:

基础皮肤护理对湿疹的治疗非常重要,沐浴有助于清除或减少表皮污垢和病原微生物。沐浴时注意水温

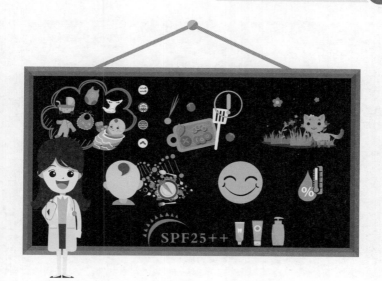

图 3. 5-6 患者健康教育

（32～40℃）适宜，每日一次或两日一次，每次 10～
15min。使用低敏无刺激中性不含添加剂柔和的洁肤用
品，皮肤干燥者应适当减少洁肤用品的使用。沐浴后擦
干皮肤即刻外用保湿剂、润肤剂，以修复皮肤屏障功能
（见图 3. 5-7）。

2. 局部药物治疗

（1）糖皮质激素：局部外用糖皮质激素是湿疹的一线
疗法。应根据患者年龄、皮损性质、部位及病情程度选
择不同的激素制剂，以快速有效地控制炎症、减轻症状。

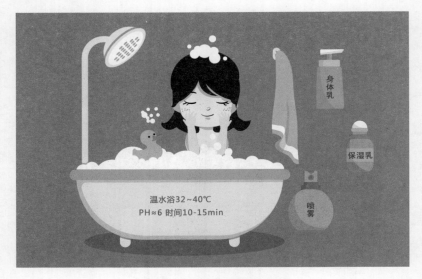

图 3.5-7 修复皮肤屏障功能

（2）钙调神经磷酸酶抑制剂：此类药物对 T 淋巴细胞有选择性抑制作用，有较强的抗炎作用，对湿疹有较好的疗效。一般多用于面部和皮肤褶皱部位。钙调神经磷酸酶抑制剂包括吡美莫司乳膏（适用于轻中度湿疹）、他克莫司软膏（适用于中重度湿疹）等。

（3）外用抗微生物制剂：由于细菌、真菌或继发感染可诱发或加重病情，对于病情较重患者尤其有渗出的皮损，系统或外用抗菌药有利于病情控制，但应避免长期使用。

湿疹局部药物治疗见图 3.5-8。

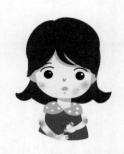

图 3.5-8　湿疹局部药物治疗

3. 系统治疗

系统治疗用药主要包括抗组胺药、抗生素、糖皮质激素和免疫抑制剂，必要时两种配合或交替使用，目的在于抗炎、止痒。

（1）抗组胺药和抗炎症介质药物：对于瘙痒明显或伴有睡眠障碍以及其他过敏性疾病等合并症的患者，可选用第一代或第二代抗组胺药。

（2）抗感染药物：对于病情严重（特别是有渗出）或继发感染的患者，可短期（一周左右）给予系统抗感染药物，合并病毒感染时可加用相应的抗病毒药物。

（3）糖皮质激素：系统糖皮质激素治疗一般不用，对病情严重及一般治疗无效的患者可酌情使用，病情好转后应及时减量，直至停药。

(4)免疫抑制剂：适用于病情严重且常规疗法不易控制的患者。

(5)其他药物：甘草酸制剂、钙剂和益生菌可作为辅助治疗。

六、用药指导

(1)保湿/润肤剂：应大量使用保湿润肤剂，有利于恢复皮肤屏障功能。每日至少使用2次亲水性强的保湿润肤剂，沐浴后应立即使用保湿润肤剂。

(2)糖皮质激素：一般首次治疗时应选用强度足够的制剂(强效或超强效)，在数天内迅速控制症状，一般为每日2次，待验证控制后逐渐过渡到中弱效激素或钙调神经磷酸酶抑制剂。系统治疗应避免长期使用激素，以防止激素的副作用，病情得到控制后应减量使用。防止病情反复，应注意减药或停药不要太快。

(3)钙调神经磷酸酶抑制剂：可与激素联合应用或序贯使用，可每周使用2~3次，以减少病情复发。常见的不良反应主要为局部烧灼和刺激感，但其会随着用药次数增加而逐渐消失。

(4)免疫抑制剂：应用免疫抑制剂时必须注意适应证和禁忌证，并且严密监测不良反应。

第六节 荨 麻 疹

一、什么是荨麻疹?

荨麻疹俗称风疹块,是由于皮肤、黏膜小血管扩张及渗透性增加而出现的一种局限性水肿反应,常表现为凸起于皮肤表面大小不等的红色风团,伴随有皮肤瘙痒症状,通常在 2~24 小时内自行消退。临床上荨麻疹极为常见,15%~25%的人一生中至少患过一次荨麻疹,此病好发于中年女性。见图 3.6-1。

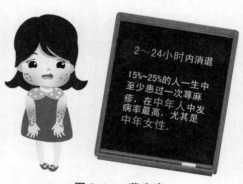

图 3.6-1 荨麻疹

二、荨麻疹的病因？

急性荨麻疹常常可以找到病因，慢性荨麻疹病因多难以明确。通常将荨麻疹病因分为外源性和内源性两种（见图 3.6-2）。

荨麻疹的病因		
	01 物理因素	各种物理性因素（如冷、热、日光、运动、局部受压、压力等）
	02 接触性过敏原	如金银首饰、化妆品、日常生活护理用品、纺织物等
	03 食入性过敏原	食物和食品添加剂
	04 吸入性过敏	如气传花粉、气传真菌、尘螨、动物皮屑等
外源因素（多为暂时性）	05 药物过敏原	通过各种方式由药物引起过敏的抗原性物质，免疫介导（如青霉素、磺胺类药物、血清制剂、各种疫苗等）或非免疫介导（如吗啡、可待因、阿司匹林等）
	06 植入物	人工关节、吻合器、心脏瓣膜、骨科钢板和螺钉、妇科节育器等
	07 运动	剧烈运动后，毛细血管扩张，通透性增强，血流加快，极易诱发过敏
	08 昆虫叮咬	被昆虫叮咬后，昆虫毒素（蛇毒、蜂毒、蝎毒等）进入人体后可诱发荨麻疹或血管性水肿

荨麻疹的病因		
内源因素（多为持续性）	01 感染	各种细菌、病毒、真菌、寄生虫等可引起荨麻疹
	02 精神及内分泌因素	压力过大、劳累、精神紧张、抑郁焦虑等可导致乙酰胆碱的释放而引起胆碱能性荨麻疹
	03 自身免疫性疾病及其他慢性疾病	风湿热、糖尿病、系统性红斑狼疮、恶性肿瘤、白血病、炎症性肠病等

图 3.6-2　荨麻疹的病因

三、荨麻疹的分类

1. 以病程长短分类

（1）急性荨麻疹（病程小于 6 周）：突然发生，出现大小不等的鲜红色风团，伴随瘙痒症状。

（2）慢性荨麻疹（病程大于 6 周）：同急性荨麻疹症状相似，但症状较轻、时间较长。

荨麻疹按病程长短分类见图 3.6-3。

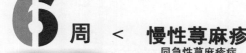

急性荨麻疹 < **6** 周 < **慢性荨麻疹**
突然发生，身上出现大小不等的鲜红色风团，伴随瘙痒症状 　同急性荨麻疹症状相似，但症状较轻、时间较长

图 3.6-3　荨麻疹按病程长短分类

2. 以病因及病生理分类

荨麻疹以病因及病生理分类见图 3.6-4。

荨麻疹的分类及其定义		
类别	类型	定义
自发性	急性自发性荨麻疹 慢性自发性荨麻疹	自发性风团和（或）血管性水肿发作<6周 自发性风团和（或）血管性水肿发作≥6周
诱导性 (1)物理性		
	人工性荨麻疹 （皮肤划痕症）	机械性切力后1~5min内局部形成条状风团
	冷接触性荨麻疹	遇到冷的物体、风、液体、空气等在接触部位形成风团
	延迟压力性荨麻疹	垂直受压后30min至24h局部形成红斑样深在性水肿，可持续数天
	热接触性荨麻疹	皮肤局部受热后形成风团
	日光性荨麻疹	暴露于紫外线或可见光后诱发风团
	振动性荨麻疹或 血管性水肿	皮肤被震动刺激后数分钟出现局部红和水肿
(2)非物理性		
	碱能性荨麻疹 水源性荨麻疹	皮肤受产热刺激如运动、进辛辣食物、情绪激动时诱发的直径2~3mm风团，周边有红晕，接触水后诱发风团
	接触性荨麻疹	皮肤接触一定物质后诱发瘙痒、红斑或风团，
	运动诱导性荨麻疹	运动后数分钟进食或4h内暴食，发生血管性水肿、风团，常伴有其他过敏症状，与某些特异食物有关

图 3.6-4　荨麻疹以病因及病生理分类

四、荨麻疹的临床表现

荨麻疹特征性临床表现为突然出现的风团和/或血管

性水肿，多伴随瘙痒。常先有皮肤瘙痒，随即出现风团，呈鲜红色或苍白色、皮肤色，少数患者有水肿性红斑(见图 3.6-5)。

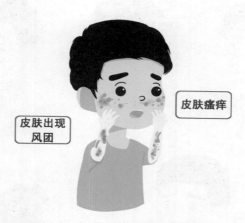

皮肤出现风团

皮肤瘙痒

图 3.6-5　荨麻疹的临床表现

　　风团为大小和形态不一的局限性水肿性隆起，发作时间不定。风团持续数分钟至数小时，少数可延长至数天后消退不留痕迹。皮疹也较为常见，通常皮疹周边伴发反应性红斑，瘙痒，偶有烧灼感和痛感。皮疹通常在 1~24 小时恢复正常。皮疹反复成批发生，以傍晚发作者多见；风团常泛发，亦可局限。

　　部分患者可伴有恶心、呕吐、头痛、头胀、腹痛、腹泻，严重患者还可有胸闷、不适、面色苍白、心率加

速、脉搏细弱、血压下降、呼吸短促等全身症状(见图
3.6-6)。

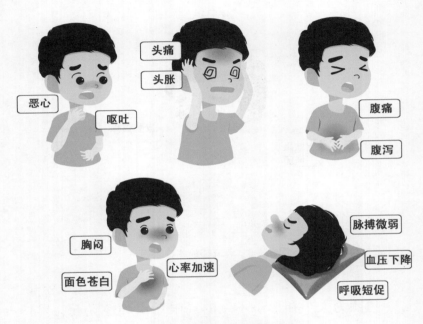

图 3.6-6　荨麻疹的伴随症状

五、如何正确诊断荨麻疹

对荨麻疹的诊断根据临床表现并不难，根据病程长
短即可判断其为急性还是慢性。由于荨麻疹病因类型繁
多，因此往往需要通过详细采集病史和仔细体检来明确。

（1）详细询问病史和体检，尽可能询问包括可能的诱发因素及缓解因素、发病时间、风团情况（形状、大小、发作频率、持续时间、伴随症状）、全身反应（胃肠道反应、呼吸系统反应、循环系统反应）、各种诱因（食物、吸入、药物、接触等）、既往史、遗传史、用药史、生活质量、工作性质、心理及精神状况等。

（2）明确诊断荨麻疹特别是慢性荨麻疹不需要做更多的检查。急性患者可查血常规，了解发病是否与感染或过敏相关。慢性患者如病情严重、病程较长或常规治疗疗效较差时，可考虑行相关的检查，如血常规、肝肾功能、免疫球蛋白、各种自身抗体等，必要时也可以进行过敏原筛查（体内检测、体外检测）；各种物理因素检查如冰贴试验、皮肤划痕试验、压力试验等；自体血清皮肤试验（ASST）是检测自体免疫反应的体内试验。

（3）注意区分荨麻疹种类：结合病史和体检，将其分为自发性（根据病程是否≥6周分为急性与慢性）和诱导性（根据发病是否与物理因素有关，分为物理性和非物理性）两种。

（4）强调做一些必要的鉴别诊断，特别是荨麻疹性血管炎（通常风团持续24小时以上，皮损恢复后留有色素沉着）。如何正确诊断荨麻疹见图3.6-7。

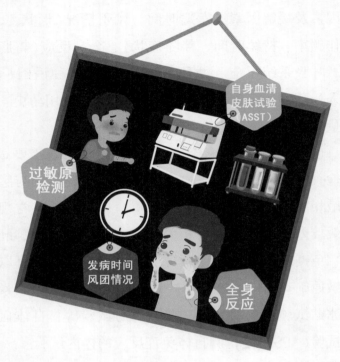

图 3. 6-7

常见荨麻疹的常规诊断见图 3.6-8。

六、如何治疗

荨麻疹的治疗包括去除病因，明确过敏原，避免诱发因素和刺激因素，对症治疗。对于任何类型的荨麻疹，

类型	诱发因子	常规诊断测试
人工皮肤划痕症	机械剪切力	皮肤划痕现象
自发性荨麻疹	自身IgE或自身抗体诱发	自体血清皮肤试验
寒冷性荨麻疹	冷的物体、空气、风	冷激发和阈值测定（冰块、冷水、冷风）
迟发型压力荨麻疹	垂直压力（风团潜伏3~12h）	压力测试（0.2~1.5kg/cm²，10~20min）
热荨麻疹	局部受热	热激发和阈值测定（热水）
日光性荨麻疹	紫外线和（或）可见光	不同波长的紫外线和可见光
振动性荨麻疹	振动因素	利用振动器测定和阈值测定
水源性荨麻疹	水	温度与体温接近的湿布接触皮肤20min
胆碱能性荨麻疹	体育锻炼引起的中心体温升高	运动和热浴激发

图3.6-8　常见荨麻疹的常规诊断

治疗目的是达到症状完全缓解，提高患者的生活质量。

药物治疗是荨麻疹的主要治疗手段，主要包括抗组胺药、糖皮质激素及拟交感神经类药。

对于急性荨麻疹，首选无镇静作用的 H1 受体拮抗剂治疗。维生素 C 和钙剂具有降低血管通透性的作用，可与抗组胺药联用。伴随腹痛时，可给予解痉药(如阿托品)；伴随脓毒血症或败血症时应立即给予抗生素治疗，以控制感染；严重荨麻疹导致休克时应立即抢救。

对于慢性荨麻疹，由于第二代抗组胺药有良好的安全性，目前已作为荨麻疹对症治疗的一线用药。当一种抗组胺药难以控制时，可选用 2~3 种联合交替使用。症状好转后应继续使用，并逐渐减量。

七、用药指导

(1)荨麻疹治疗药物选择应遵循安全、有效和规则使用的原则，以提高患者的生活质量为目的。推荐根据患者的病情和对治疗的反应制定并调整治疗方案。

(2)一线治疗：首选第二代非镇静或低镇静抗组胺药，治疗有效后逐渐减少剂量，以达到有效控制风团发作为标准。为提高患者的生活质量，慢性荨麻疹疗程一般不少于 1 个月，必要时可延长至 3~6 个月或更长时间。

(3)二线治疗：若常规剂量使用 1~2 周后不能有效

控制症状，则可更换品种或在获得患者知情同意情况下增加 2~4 倍剂量；联合第一代抗组胺药，可以睡前服用，以降低不良反应；联合第二代抗组胺药提倡同类结构的药物联合使用，如氯雷他定与地氯雷他定联合，以提高抗炎作用；联合白三烯调节剂，特别是对非甾体抗炎药诱导的荨麻疹。

（4）三线治疗：对上述治疗无效的患者，可以考虑选择以下治疗：

环孢素：每日 3~5mg/kg，分 2~3 次口服。因其不良反应发生率高，只用于严重的、对任何剂量抗组胺药均无效的患者。

糖皮质激素：适用于急性、重症或伴有喉头水肿的荨麻疹，泼尼松 30~40mg（或相当剂量），口服 4~5d 后停药，不主张在慢性荨麻疹中常规使用。

免疫球蛋白：静脉注射免疫球蛋白，每日 2g，连用 5d，适合严重的自身免疫性荨麻疹。

生物制剂：国外研究显示，奥马珠单抗对慢性荨麻疹有肯定疗效。

光疗：对于慢性自发性荨麻疹和人工荨麻疹患者在抗组胺药治疗的同时可试用 UVA 和 UVB 治疗 1~3 个月。

第七节 接触性皮炎

一、接触性皮炎

接触性皮炎是常见的皮肤过敏性疾病，是通过皮肤、黏膜接触过敏原所引起的一种炎症性反应，是由 T 细胞介导的Ⅳ型超敏反应，也称迟发型超敏反应。

二、接触性皮炎的机制

过敏原通过皮肤屏障进入表皮后，被皮肤内的抗原呈递细胞摄取、吞噬、分解加工后携带到区域淋巴结，激活 T 淋巴细胞，致敏机体。从初次接触过敏原到致敏，这个过程称为Ⅳ型变态反应的诱导期。过敏原暴露与发生临床症状之间的时间间隔为 12~96 小时，但也有患者可能在接触过敏原 1 小时内发病或最迟在接触过敏原 1 周后才发病。强过敏原诱导期为 2~3 天，弱过敏原潜伏期可长达数年(见图 3.7-1)。

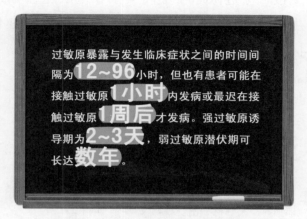

图 3.7-1　过敏原暴露与发生症状的时间间隔

接触性皮炎根据病因和发病机理可分为两种。见图 3.7-2。

原发刺激性接触性皮炎
即接触对皮肤有直接刺激作用的物质，短时间内发病，主要为强酸、强碱、洗涤剂、有机溶剂等化学物质所引起。

变态反应性接触性皮炎
即接触物本身无刺激性，但有少数人因具有过敏体质，接触后使机体致敏，再次接触后，12~48小时在接触部位及其周围部位发生变态反应性皮炎。

02

图 3.7-2　接触性皮炎的分类

　　常见接触性过敏原在不同国家和地区随患者的生活
方式、生活习惯、接触过敏原的方式和频率等的不同而
略有不同。常见接触性过敏原包括：金属、首饰、香料、
添加剂、化工材料、织物染料、动植物等(见图 3.7-3)。

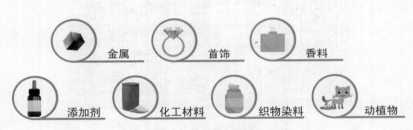

金属　　　　首饰　　　　香料
添加剂　　化工材料　　织物染料　　动植物

图 3.7-3　常见接触性过敏原

三、接触性皮炎的临床表现

　　接触性皮炎的临床表现中，以边界清楚的湿疹样改
变的皮损为主要临床表现。早期自觉症状为红斑、瘙痒、
烧灼感或痛感。少数出现发热、恶心、面色苍白等全身
症状(见图 3.7-4)。

　　典型皮损局限于接触部位，皮炎的部位及范围与接
触物接触部位一致，边界非常鲜明。如金属皮带引起的
常见于脐周；耳钉、耳环中的金属引起的常见于耳部；
手镯、戒指引起的常见于手腕和手指等(见图 3.7-5)。但

01 早期自觉症状为红斑、瘙痒、烧灼感或痛感，少数出现发热、恶心、面色苍白等全身症状

02 急性期表现为红斑、皮丘疹、表皮水肿，严重者表现为水疱形成，皮损通常边缘不清

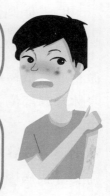

03 亚急性期除表皮水肿外，出现棘层肥厚、角质不全及结痂、鳞屑，真皮乳头增厚，胶原纤维变粗、红染

04 慢性期丘疹和水疱罕见，表皮呈银屑病样增生，出现角化亢进及角化不全，真皮增厚、胶原粗厚红染，瘙痒越剧烈，胶原粗厚越明显

图 3.7-4 接触性皮炎的临床表现

如果接触物为气体、粉尘等，则皮炎呈弥漫性而无一定的鲜明界限，但多发生在身体暴露部位。

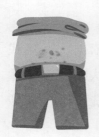 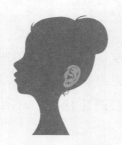 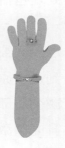

图 3.7-5 身体不同部位易出现的接触性皮炎

四、如何正确诊断接触性皮炎?

接触性皮炎的诊断需详细询问病史,比如是否有刺激物或致敏物接触史。接触性皮炎的患者在接触部位或身体暴露部位突然发生边界清晰的急性皮炎,皮疹多为单一形态,有瘙痒、烧灼感或痛感,除去病因后皮损很快消退等,容易诊断。当病因不明或与数种接触物接触、需要寻找病因时,可做皮肤斑贴试验。皮肤斑贴试验是寻找接触性过敏原的可靠方法,一般需贴敷 48~96 小时。

接触性皮炎的诊断见图 3.7-6。

五、接触性皮炎该如何治疗?

治疗原则是避免接触过敏原,积极对症处理。对症处理包括局部治疗和系统治疗。

1. 寻找过敏原因

详细询问病史,为皮肤斑贴试验提供依据。一旦找到过敏原,应避免再次接触。出现临床症状时,应尽量减少局部刺激,如避免搔抓、不用热水烫洗、避免强烈日光刺激等。

2. 局部治疗

水泡渗出性皮损可以使用生理盐水、呋喃西林湿敷;无渗出的皮损可以直接使用糖皮质激素乳膏或其他抗炎

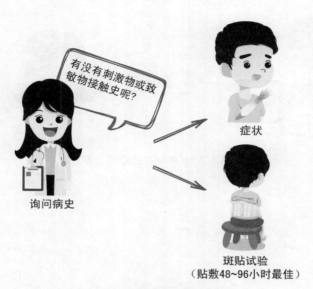

图 3.7-6　接触性皮炎的诊断

软膏。面颈部及身体褶皱部位可用钙调磷酸酶抑制剂。慢性皮损可以加用皮肤保湿剂。

3. 系统治疗

口服抗组胺药止痒。重症急性变应性接触性皮炎需要短期系统应用糖皮质激素乳膏。急性接触性皮炎全身皮质激素治疗原则：①足量：使用足量的皮质激素；②避免长期使用。

接触性皮炎的治疗见图 3.7-7。

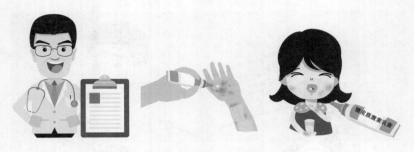

图 3.7-7 接触性皮炎的治疗

第四章
其他过敏性疾病

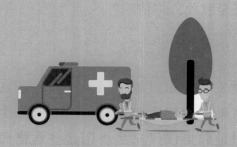

第一节 食物依赖运动诱发的严重过敏反应

喷香劲道的武汉热干面、松软可口的小麦馒头、热辣味鲜的小龙虾、甜蜜多汁的水果……这些美食总是让人垂涎不已、意犹未尽，但是吃了这些食物后运动可能会诱发过敏性休克甚至致死，你信吗？

一、食物依赖运动诱发的严重过敏反应的简介

食物依赖运动诱发的严重过敏反应，指的是在食用面食、虾、芹菜、水果等食物后 6 小时内运动所发生的严重的过敏反应，但是如果仅仅只是食用这些食物而不运动则不发生过敏反应，即食用加运动才可诱发过敏（见图 4.1-1）。

二、食物依赖运动诱发的严重过敏反应的原因

造成食物依赖运动诱发的严重过敏反应的原因尚不清楚，目前认为运动可能改变食物过敏原的吸收或系统

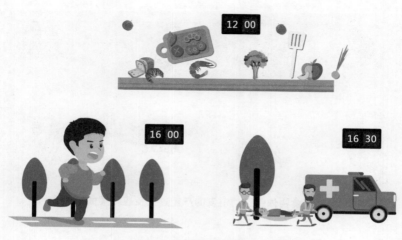

图 4.1-1 食物依赖运动诱发的严重过敏反应

分布，使肥大细胞更容易脱颗粒，由此引发严重的过敏反应。与这种过敏反应相关的食物包括常见的食物过敏原(鸡肉、坚果、虾蟹、苹果和葡萄等)，但也涉及其他食物，如小麦、芹菜或茴香等(见图 4.1-2)。同时，与之相关的运动项目则以足球、篮球、排球、田径、游泳等竞技体育运动为主，值得注意的是，摄入食物后散步和做家务等也可能引发过敏反应(见图 4.1-3)。

食物依赖运动诱发的严重过敏反应的发生也与个人体质、生理状况、疲劳程度、各种刺激及环境因素有关(见图 4.1-4)。

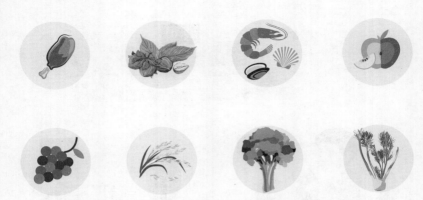

图 4.1-2　与食物依赖运动诱发的严重过敏反应相关的常见食物

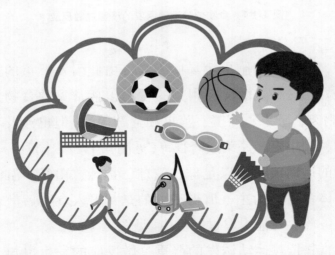

图 4.1-3　与食物依赖运动诱发的严重过敏反应相关的运动项目

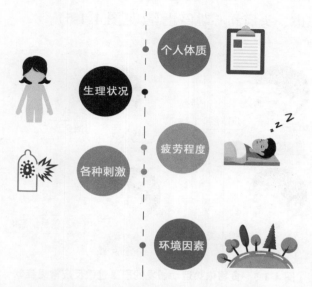

图 4.1-4 与食物依赖运动诱发的严重过敏反应相关的其他因素

三、食物依赖运动诱发的严重过敏反应的症状

食物依赖运动诱发的严重过敏反应的主要症状分为皮肤症状、消化系统症状、呼吸系统症状和心血管系统症状。皮肤症状为局部或全身瘙痒、面部潮红、荨麻疹和血管性水肿等；消化系统症状为口腔瘙痒、口唇浮肿不适、恶心、呕吐、腹泻和肠道功能紊乱等；呼吸系统症状为鼻痒、鼻塞、喉头水肿或有压迫感、声音嘶哑和

呼吸困难等；心血管系统症状为心律失常、血压下降、精神焦虑、头痛和心跳停止等（见图 4.1-5）。

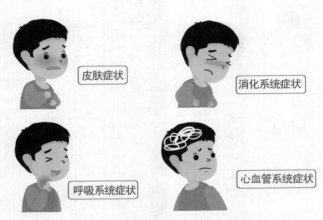

图 4.1-5 食物依赖运动诱发的严重过敏反应常见症状

四、食物依赖运动诱发的严重过敏反应的诊疗

过敏检测一般不应该在缺乏食物过敏史的患者身上实施，但食物依赖运动诱发的严重过敏反应的患者既往对食物过敏的倾向并不明显，因为当病人仅摄入食物而随后未进行运动时，他们并不会发生反应，所以患者不会认为自己是对食物过敏。因此，即使没有任何对食物过敏的怀疑，对那些有食物依赖运动诱发的严重过敏反应既往史的患者也应该对其进食的所有食物进行测试。

食物和运动激发试验是诊断食物依赖运动诱发的严重过敏反应的"金标准",但目前仅有国外部分过敏反应专科开展该试验,国内临床诊疗仍然采用询问过敏史、过敏原检测和综合分析等常见手段(见图4.1-6)。

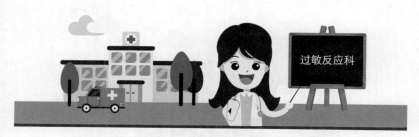

图4.1-6 食物依赖运动诱发的严重过敏反应的诊疗

五、食物依赖运动诱发的严重过敏反应的防护

食物依赖运动诱发的严重过敏反应的防护主要包括以下方面:

(1)检测食物过敏原,如若发现并且符合病史,则需要避免致敏食物摄入;

(2)避免进食后短时间内(通常认为是2~4小时内)运动;

(3)有食物依赖运动诱发的严重过敏反应的患者要避免独自运动;

（4）在出现过敏反应的第一个信号时立即停止运动并向附近人员寻求帮助，不建议独自赶往医院；

（5）常备自我注射肾上腺素（肾上腺素笔）用于急救；

（6）注意饮食健康与良好作息，劳逸结合。

见图 4.1-7。

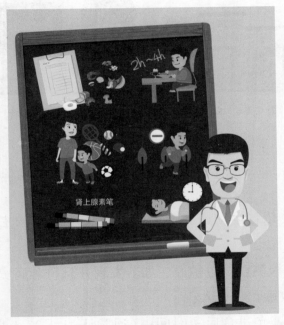

图 4.1-7　食物依赖运动诱发的严重过敏反应的防护

第二节　变应性支气管肺曲霉病

变应性支气管肺曲霉病(allergic bronchopulmonary aspergillosis, ABPA)是一种因曲霉菌定植于支气管而引起的变应性肺部疾病，常继发于哮喘或囊性纤维化患者，表现为慢性支气管哮喘和反复出现的肺部阴影。ABPA患者对一种被称为"曲霉菌"的真菌过敏，其致病曲霉以烟曲霉最常见，黄曲霉、稻曲霉、土曲霉偶可见到。这种过敏比对花粉或宠物过敏更为严重，可导致肺内瘢痕形成，加重哮喘或其他肺部疾病(见图4.2-1)。

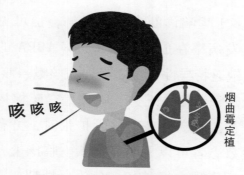

图 4.2-1　变应性支气管肺曲霉病

一、变应性支气管肺曲霉病的病因

阴暗、潮湿和通风不良的环境是诱发变应性支气管肺曲霉病的重要因素。烟曲霉也是鸟类的病原体，因此与鸟类密切接触也是致病因素之一。曲霉菌孢子被吸入后定植在小支气管中，在体温条件下，真菌孢子在支气管分泌物中生长繁殖，不断脱落的菌丝进入组织，引起免疫反应，导致支气管壁损伤和嗜酸性粒细胞肺浸润。

值得注意的是，曲霉菌过敏引起的支气管壁损伤与曲霉菌感染引起的支气管炎症是不一样的。因为用各种检查方法都不能证明支气管壁和肺组织中有曲霉菌菌丝浸润，其病变完全是由曲霉菌抗原引起的免疫性损伤，不是菌丝直接侵入机体的结果。

二、变应性支气管肺曲霉病的临床表现

ABPA 多于哮喘诊断多年后发病，也可见于新发哮喘患者，其发病率在成年人中最高。ABPA 的临床表现多种多样，缺乏特异性，主要表现为咳嗽、咳痰、喘息，还可伴有低热、消瘦、乏力、胸痛等，咳棕褐色黏冻样痰栓为特征性表现。存在支气管扩张时，可有不同程度的咯血。少数患者可以无明显症状。临床上，根据影像学检查和临床表现，将 ABPA 分为急性期、缓解期、复

发加重期、激素依赖期、纤维化期(见图 4.2-2)。

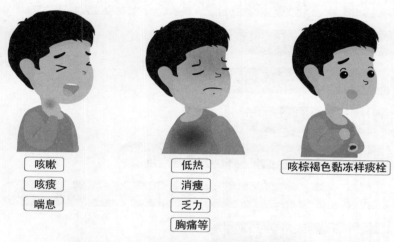

咳嗽
咳痰
喘息

低热
消瘦
乏力
胸痛等

咳棕褐色黏冻样痰栓

图 4.2-2 变应性支气管肺曲霉病的临床表现

三、变应性支气管肺曲霉病的诊断

目前临床上诊断 ABPA 通常根据相应的病史、临床特征、影像表现和血清学检查结果(见图 4.2-3)。

四、变应性支气管肺曲霉病的治疗

ABPA 的治疗目标包括:控制症状、预防急性加重、防止或减轻肺功能受损。治疗药物在抑制机体曲霉过敏反应的同时,清除气道内曲霉定植,防止支气管及肺组

(1) 相关病史：哮喘、支气管扩张、慢性阻塞性肺疾病、肺囊性纤维化等；

(2) 皮肤试验曲霉速发反应阳性；

(3) 血清TIgE升高（通常＞1000U/ml）；

(4) 血清曲霉sIgE升高；

(5) 血清曲霉sIgG升高和/或曲霉血清沉淀素阳性；

(6) 胸片或肺部CT显示肺部浸润影或实变影，呈一过性、反复性、游走性；

(7) 外周血嗜酸粒细胞增多；

(8) 其他：痰液检查，痰培养曲霉阳性；肺功能检查；病理学检查等。

图 4.2-3　变应性支气管肺曲霉病的诊断

织出现不可逆损伤(见图 4.2-4)。

五、变应性支气管肺曲霉病的护理及随访

ABPA 患者如能早期诊断并规范治疗，病情可得到缓解并长期控制，预后较好。患者家里应注意保持通风、干燥，不喂养鸟类等宠物。患者在接受治疗后最初每6~8 周随访 1 次，评估症状、血清 TIgE 水平、胸片、肺功

1. 避免变应原接触

ABPA患者应尽量避免接触曲霉等过敏原,脱离过敏环境对于控制患者症状、减少急性发作非常重要。

2. 合理使用口服激素

口服激素是ABPA的基础治疗,不仅抑制过度免疫反应,同时可减轻曲霉引起的炎症损伤。早期应用口服激素治疗,可防止或减轻支气管扩张及肺纤维化造成的慢性肺损伤。绝大多数ABPA患者对口服激素治疗反应良好,短时间内症状缓解,肺部阴影吸收。口服激素的剂量及疗程取决于临床分期。

3. 抗真菌药物

抗真菌药物可能通过减少真菌定植、减轻炎症反应而发挥治疗作用;对于激素依赖患者、激素治疗后复发患者建议使用。

4. 重组人源化IgE单克隆抗体——奥马珠单抗

治疗可以改善症状,减少急性发作,改善肺功能,减少口服激素用量。但目前暂不推荐常规使用。

图 4.2-4 变应性支气管肺曲霉病的治疗

能等。症状缓解,肺部阴影消失,外周血嗜酸性粒细胞降低,血清 TIgE 降低并稳定,可视为病情缓解。

第三节 过敏性休克

众所周知，休克是临床上非常常见的危重疾病，包括感染性休克、失血性休克等。而我们这里谈到的过敏性休克，是休克中比较特殊的一种。过敏性休克大多数情况下都是突然发生的，患者往往没有严重疾病的背景，且病情进展迅速，症状剧烈，后果严重。过敏性休克的治疗属于急救治疗，治疗过程是一个和时间赛跑的过程。因此我们要增加对过敏性休克的认识，提高警惕性，遇有过敏性休克患者，必须当机立断、分秒必争地实施抢救，以提高抢救的成功率(见图 4.3-1)。

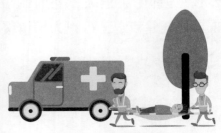

图 4.3-1 过敏性休克

过敏性休克通常是外界某些过敏原物质进入已致敏的机体后，通过免疫机制在短时间内触发的一种以急性循环衰竭为主要表现的严重全身性过敏性反应，多突然发生且程度剧烈。

一、过敏性休克的症状

过敏性休克的识别比较简单，一般都具有明确的过敏原接触史及过敏反应相关的症状，其次有血压急剧下降并伴不同程度意识障碍的表现。

简单地说，过敏性休克的症状包括休克的症状和过敏的症状。如心慌心悸、大汗淋漓、脉搏细弱、血压急剧下降、眩晕头痛，继而会出现面色苍白、口唇发绀、皮肤潮红等(见图 4.3-2)。

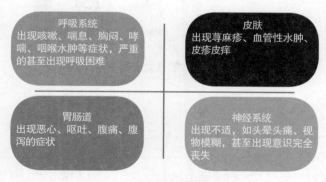

图 4.3-2　过敏性休克的症状

二、引起过敏性休克的常见过敏原

生活中，引起过敏性休克的过敏原很多（见图4.3-3）。

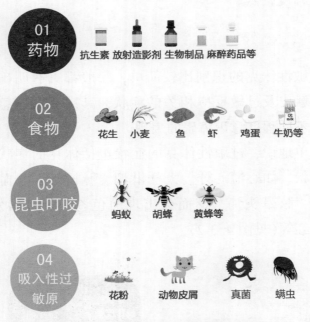

图 4.3-3 引起过敏性休克的主要过敏原

三、过敏性休克的抢救流程

有严重过敏反应发作病史及食物过敏、药物过敏、严重哮喘等患者，是可能出现过敏性休克的高风险人群，要做好个人预防，了解出现严重过敏反应的早期症状，学会自我抢救。随身佩戴过敏标识卡，并常备一些急救药物，如在危急时刻能及时使用肾上腺素笔注射肾上腺素，出现呼吸困难时能及时吸入沙丁胺醇协助改善呼吸道症状等（见图 4.3-4）。

01 就地抢救，迅速查明过敏原，让患者脱离过敏原环境。立即开通静脉通路，密切观察体温、呼吸、心率、血压等生命体征变化。如出现呼吸困难，应做好开放气道的准备，准备好气管插管和切开器材等。若出现喉头水肿导致窒息，应立即气管切开。

肾上腺素是抢救过敏性休克的首选特效药物，起效迅速，能有效缓解支气管痉挛，并收缩外周小血管，甚至可达到立竿见影的效果。 02
肾上腺素的最佳使用方式是大腿中外侧肌肉注射，必要时可重复应用，但间隔至少5分钟以上，直到患者情况稳定。

03 积极静脉补液治疗，补充从血管渗入组织间的液体，预防或治疗休克及酸中毒。

使用糖皮质激素和抗过敏药物。需要强调的是，糖皮质激素和抗过敏药物不应作为急救的首选药物。 04

05 酌情使用升压药物。 全程密切监测生命体征。 06

图 4.3-4　过敏性休克的抢救流程

第四节　昆虫叮咬过敏反应

一、什么是昆虫叮咬过敏反应?

昆虫叮咬过敏反应主要是因为被昆虫叮咬后, 昆虫毒液进入人体导致局部或全身的过敏反应(见图4.4-1)。

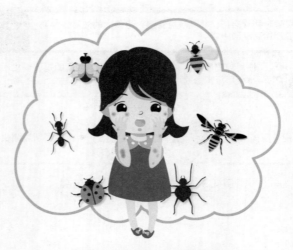

图4.4-1　昆虫叮咬过敏反应

临床上儿童多表现为全身皮肤反应，成人常见的反应是低血容量性休克，儿童和成人都可能出现呼吸道过敏反应症状，严重者可危及生命。昆虫叮咬过敏反应成人较儿童多见。

二、昆虫叮咬过敏反应的病因

1. 蜇刺昆虫

叮咬引起人体过敏反应的昆虫主要是膜翅目昆虫，主要来自三个科，即蜜蜂科、胡蜂科和蚁科。少数昆虫会通过蜇伤方式主动攻击人类，如非洲蜜蜂容易被激惹，短时间内能释放大量毒素引起被蜇者毒性反应，可危及生命，被称为"杀人蜂"。大多数昆虫的蜇刺行为是用来自卫和保护巢穴的。蜜蜂的螫针有倒刺，在蜇伤人后蜜蜂的内脏会被带出，蜜蜂会死亡。胡蜂在蜇刺时刺针并不会被带出身体，因此，胡蜂能重复蜇刺。蜜蜂与胡蜂蜇刺的区别见图 4.4-2。

蚁科最常见的是火蚁，火蚁叮咬时用上颚作为支点，并以其为中心进行多次叮咬，形成其特征性的无菌性脓疱，当皮肤破损时会继发感染。胡蜂科和蚁科的攻击性特征见图 4.4-3。

2. 昆虫毒液

大多数临床相关的昆虫毒液的生物化学、物理化学

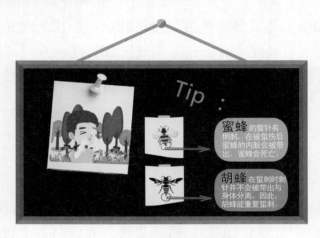

图 4.4-2　蜜蜂和胡蜂蜇刺的区别

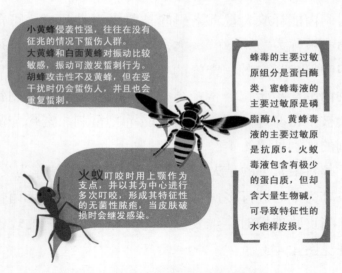

图 4.4-3　胡蜂科、蚁科的攻击性特征

和免疫学特性已明确。多数毒液包含有血管活性胺类（如组胺、多巴胺、去甲肾上腺素等）、乙酰胆碱和激肽类，这些物质会引起蜇刺后瘙痒、烧灼和疼痛感。有些毒液成分会引起毒性反应，包括神经系统并发症、皮肤系统并发症等。当患者持续被大量蜇刺后，可能会因为横纹肌溶解而出现肾衰竭。

引起昆虫叮咬过敏反应的成分主要是昆虫毒液的蛋白。

蜂毒的主要过敏原组分是蛋白酶类，蜂毒毒液中包括：

（1）磷脂酶 A，它是蜂毒的主要过敏原，具有很强的溶血活性；

（2）透明质酸酶，它也是蜂毒的主要过敏原之一，具有很强的生物活性；

（3）蜂毒明肽，它是一种很强的神经毒素，可直接透过血脑屏障，直接作用于中枢神经系统；

（4）蜂毒过敏原抗原 5，它是胡蜂蜂毒的主要过敏原之一。

火蚁毒液含有极少的蛋白质，但却含大量生物碱，可导致特征性的水疱样皮损。

同一种属间昆虫毒液存在着交叉反应性，只有少数个体仅表现为对某一种胡蜂毒液产生过敏反应。

三、昆虫叮咬过敏反应的临床表现

昆虫叮咬过敏反应按部位可分为局部和全身反应，按发病时间可分为速发反应和迟发反应。局部反应仅限于叮咬部位及邻近区域。

（1）局部反应：通常在叮咬后数分钟内出现局部瘙痒性水肿性红斑，通常在数小时内逐渐消退（见图 4.4-4）。

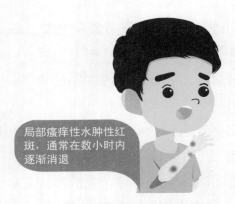

局部瘙痒性水肿性红斑，通常在数小时内逐渐消退

图 4.4-4　昆虫叮咬局部反应

（2）大面积局部反应：代表了一个迟发相的 IgE 依赖性反应，初期反应轻微（见图 4.4-5）。

（3）全身反应：发生的可能性极低（小于 5%），通常会涉及多个器官功能，引起相应的症状和体征改变，并能导致过敏性休克，其症状见图 4.4-6。

12~24 12~24小时后逐渐发展到直径超过20cm红肿硬结，偶尔会蔓延至整个肢体。

24~48 24~48小时达到高峰，这种反应与感染无关。

5~10 5~10天后消失，除非局部压迫重要器官，一般没有危险性。

图 4.4-5　昆虫叮咬大面积局部反应

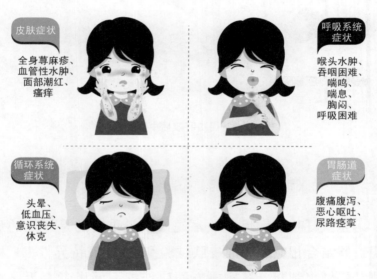

图 4.4-6　昆虫叮咬全身反应

（4）中毒性反应：发生于多重叮咬后，大量毒液进入机体可引起危及生命的反应，包括肾衰竭、横纹肌溶解、

血细胞溶解、休克和死亡、成人呼吸窘迫综合征或弥散
性血管内凝血（DIC），被大量火蚁叮咬后可能出现抽搐
（见图 4.4-7）。

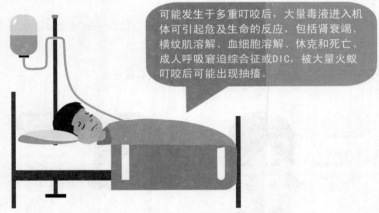

图 4.4-7　昆虫叮咬后中毒性反应

四、如何正确诊断昆虫叮咬过敏反应

昆虫叮咬过敏反应的常规诊断最重要的是详细的病
史，并结合相应的毒液皮肤试验和/或毒液特异性 IgE 检
测结果做出判断。在病史方面应详细询问患者有无昆虫
叮咬严重过敏反应病史、被叮咬的次数、反应持续时间、
所有相关症状和诊疗经过（见图 4.4-8）。

（1）皮肤试验：标准的皮肤试验方法是用五种昆虫毒

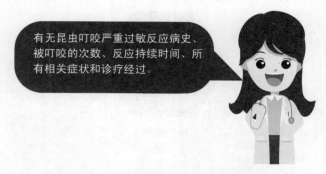

有无昆虫叮咬严重过敏反应病史、被叮咬的次数、反应持续时间、所有相关症状和诊疗经过。

图 4.4-8　昆虫叮咬过敏反应的常规诊断

液蛋白提取物做皮内试验。由于皮试液中有非过敏原成分，皮试液浓度一般在 0.001~1.0ug/ml，确保以最小的浓度获得阳性结果。

（2）体外检测：血清 IgE 检测对诊断昆虫叮咬过敏反应具有重要价值。毒液皮肤试验和特异性 IgE 检测，单独的任何一种方法都不能诊断所有昆虫叮咬过敏患者，两种方法应相互补充。

（3）昆虫叮咬激发试验：在严密监护的情况下对患者采用叮咬激发试验，观察是否会出现全身反应，这一试验被视为蜂毒免疫治疗有效性和确定蜂毒免疫治疗停止后是否复发的"金标准"。但由于试验风险较高，国内还没有开展此试验。

昆虫叮咬过敏反应的诊断试验见图 4.4-9。

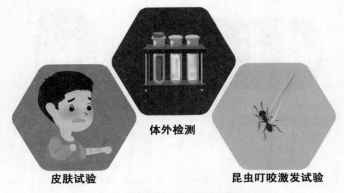

体外检测

皮肤试验　　　　　　　　昆虫叮咬激发试验

图 4.4-9　昆虫叮咬过敏反应的诊断试验

五、昆虫叮咬过敏反应的治疗

(一)急性反应的治疗

1. 局部反应治疗

大面积局部反应特别是头颈部，最好使用口服糖皮质激素短时冲击治疗。如果有发生过昆虫叮咬后大面积局部反应的病史，则最好是在被昆虫叮咬的数小时内使用激素。当被昆虫叮咬 24~48 小时后出现大面积局部反应，基本可排除感染的风险，治疗可使用冰敷和给予中等剂量的激素，当局部反应特别是炎症反应很强导致淋巴管炎时会被误诊，因此，详细询问患者病史是诊断和治疗昆虫叮咬过敏反应的关键。

2. 全身反应治疗

发生全身反应时需要快速干预和严密监护。出现全身荨麻疹时需给予抗组胺药对症治疗，大多数过敏反应的患者需要注射肾上腺素。如出现低血压或呼吸道阻塞症状时，应尽快肌注水溶性肾上腺素，并急诊留观 3~6 小时。使用肾上腺素应严格控制剂量，成人推荐剂量为 0.3~0.5mg，儿童为 0.01mg/kg，最大剂量为 0.3mg。

昆虫叮咬过敏反应的治疗见图 4.4-10。

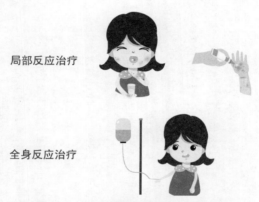

局部反应治疗

全身反应治疗

图 4.4-10 昆虫叮咬过敏反应的治疗

(二) 昆虫毒液免疫治疗

昆虫毒液免疫治疗是预防昆虫叮咬过敏反应的有效方法，该方法被证明在防止再次被昆虫叮咬时发生过敏反应方面十分有效。如果使用此方法，需要评估以下方面内容：年龄、昆虫叮咬反应时间、持续时间、过敏性反应的性质(见图 4.4-11)。

01 患者的选择

出现严重过敏反应的患者，如呼吸困难、喘息、胸闷、低血压、上呼吸道水肿等。

02 毒液的选择

应用一种混合毒液制剂，它包括等量的小黄蜂、胡蜂和秃头胡蜂的毒液成分。

03 给药剂量方案

首次剂量　根据皮肤试验的反应程度不同，剂量为0.01~0.1μg。

递增剂量　根据不同治疗方案而各异：从"快速"治疗法的数日内给予多次毒液注射，到传统治疗法的每周一次毒液注射。

维持剂量　单种蜂毒的治疗剂量为50~100μg，混合毒液的治疗剂量为300μg。

维持间隔时间　第1年 4周，第2年 6周，第3年 8周。

治疗延续时间　当出现以下情况时停止治疗：①皮试变为阴性；②规定时间。

04 治疗监控

一旦毒液皮试结果呈阴性，则可终止毒液免疫治疗，因此，患者需要定期进行毒液皮试。

05 毒液免疫治疗的终止

①毒液皮试呈阴性是终止治疗的绝对标准；②对于过敏性反应较轻或中度，且皮试反应一直呈阴性的患者，持续3年的治疗量已经足够；③曾有严重过敏反应的患者，只要皮试结果仍为阴性，治疗应该一直坚持，当治疗持续3年，维持毒液疗法应该以8周或更长的时间为间隔。

图4.4-11　昆虫叮咬过敏反应的昆虫毒液免疫治疗

六、日常护理与预防

1. 避免接触昆虫，做好防护

通常采取简单的防护措施就可以减少被昆虫叮咬的危险。在农田、花园等地时，穿长衣长裤，戴手套和帽子来保护自己。化妆品、香水等容易引来昆虫，应避免使用。鲜艳的颜色会吸引昆虫，应尽量选择白色或颜色淡的衣服。食物气味同样会吸引来昆虫，因此垃圾箱应该盖严，未吃完的食物要装袋收好。

2. 急性反应的预防

对昆虫叮咬过敏的患者应避免在花园、农场、森林等地工作，外出活动时避免穿鲜艳的衣服。昆虫叮咬过敏反应的日常护理与预防见图 4.4-12。

有过敏性休克风险的患者应该准备肾上腺素笔等自救药物。儿童肾上腺素使用剂量低于成人，但当儿童体重超过 25kg 时可考虑使用成人剂量。有些患者依从性不好，往往未随身携带肾上腺素笔，而导致在发生严重反应时不能及时注射肾上腺素。对发生过严重过敏反应的患者，应反复教育他们如何正确使用肾上腺素笔。

常见昆虫过敏的应急治疗见图 4.4-13。

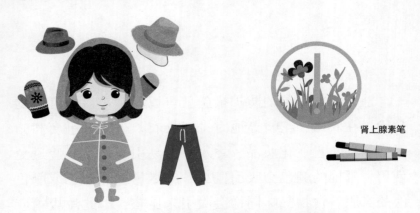

肾上腺素笔

图 4. 4-12　昆虫叮咬过敏反应的日常护理与预防

昆　虫	临床表现	治　疗
蠓属	引起无痛性红斑	采用唾液腺提取物进行免疫治疗有效
库蠓属（蚊虫）	具有广泛的交叉反应性	第二代抗组胺药可预防和缓解强烈局部症状
牤科（马牤、鹿牤）	吸血并引起疼痛	可用止疼抗炎软膏
跳蚤	丘疹性荨麻疹	口服抗过敏药物或外用糖皮质激素软膏
火蚁	无菌性脓疱	火蚁虫体提取物免疫治疗

图 4. 4-13　常见昆虫过敏反应的应急治疗

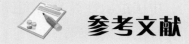

参考文献

1. 龚菲力. 医学免疫学[M]. 北京：科学出版社，2016.

2. 刘光辉，祝戎飞. 临床变态反应学[M]. 北京：人民卫生出版社，2014.

3. 叶世泰. 世事沧桑学科历程——忆半世纪中国变态反应学的发展轨迹[J]. 华中医学杂志，2006，30（4）：261-262.

4. 尹佳. 中国变态（过敏）反应专科建设与展望——纪念中国医师协会变态反应医师分会成立暨北京协和医院变态（过敏）反应科创建60周年[J]. 中华临床免疫和变态反应杂志，2016，10（3）：187-190.

5. 中国过敏性鼻炎研究协作组. 过敏性鼻炎皮下免疫治疗专家共识2015[J]. 中国耳鼻咽喉头颈外科，2015（8）：379-404.

6. 李全生，林小平，魏庆宇，张罗. 过敏性疾病免疫治疗国际共识（2015）解读[J]. 中国耳鼻咽喉头颈外科，2016（10）：569-572.

7. 中国过敏性鼻炎研究协作组. 过敏性鼻炎皮下免疫治疗的临床操作规范［J］. 中国耳鼻咽喉头颈外科, 2018, 25(1): 1-12.

8. 李华斌, 王向东, 王洪田, 等. 口服 H1 抗组胺药治疗变应性鼻炎 2018 广州共识［J］. 中国眼耳鼻喉科杂志, 2018, 18(3): 149-156.

9. 中国中西医结合学会皮肤性病专业委员会环境与职业性皮肤病学组. 规范外用糖皮质激素类药物专家共识［J］. 中华皮肤科杂志, 2015, 48(2): 73-75.

10. 中华医学会呼吸病学分会哮喘学组. 变应性支气管肺曲霉病诊治专家共识［J］. 中华医学杂志, 2017, 97(34): 2650-2656.

11. 奥马珠单抗治疗过敏性哮喘专家组. 奥马珠单抗治疗过敏性哮喘的中国专家共识［J］. 中华结核和呼吸杂志, 2018(3): 179-185.

12. 顾瑞金. 变态反应学［M］. 北京: 中国协和医科大学出版社, 2000: 103-156.

13. Leslie C, Grammer, Paula. Greenberger. 帕特森变态反应性疾病(第 6 版)［M］. 顾瑞金, 译. 北京: 人民卫生出版社, 2004: 145-148.

14. 中华医学会呼吸病学分会哮喘学组. 咳嗽的诊断与治

疗指南（2015）[J]. 中华结核和呼吸杂志，2016，39（5）：323-339.

15. 中华医学会呼吸病学分会哮喘学组. 支气管哮喘防治指南（2016）[J]. 中华结核和呼吸杂志，2016，39（9）：1-19.

16. 中华医学会皮肤性病学分会免疫学组、特应性皮炎协作研究中心. 中国特应性皮炎诊疗指南（2014）[J]. 中华皮肤科杂志，2014，47(7)：511-513.

17. 中华医学会皮肤性病学分会免疫学组. 中国荨麻疹诊疗指南（2014）[J]. 中华皮肤科杂志，2014，47(7)：514-516.

18. 周玉梅，王应利，靳扬扬，等. 过敏性结膜炎128例临床分析[J]. 中国实用眼科杂志，2017，35(7)：695-699.

19. 中华医学会眼科学分会角膜病学组. 过敏性结膜炎诊断和治疗专家共识（2018）[J]. 中国耳鼻咽喉头颈外科杂志，2018，54(6)：409-414.

20. 魏若尧，赵作涛，陈天成，刁颖，等. 变应性接触性皮炎的免疫机制[J]. 中华临床免疫和变态反应杂志，2016(3)：255-260.

21. 锡琳，王向东，张罗. 过敏性鼻炎指南的更新与变迁

[J]. 国际耳鼻咽喉头颈外科杂志, 2018, 42(3): 183-186.

22. Yu Fang. Latest research topics on allergic asthma[J]. Chinese Journal of Immunology, 2018(34): 481-485.

23. Wang X D, Zheng M, Lou H F, et al. An increased prevalence of self-reported allergic rhinitis in major Chinese cities from 2005 to 2011[J]. Allergy, 2016, 71(8): 1170-1180.

24. Bousquet J, Khaltaev N, Cruz A A, et al. Allergic Rhinitis and its Impact on Asthma (ARIA) 2008 update (in collaboration with the World Health Organization, GA(2)LEN and AllerGen)[J]. Allergy, 2008, 63 (Suppl 86): 8-160.

25. Cheng L, Chen J, Fu Q, et al. Chinese Society of Allergy Guidelines for Diagnosis and Treatment of Allergic Rhinitis[J]. Allergy Asthma & Immunology Research, 2018, 10(4): 300.

26. Takamura E, Uchio E, Ebihara N, et al. Japanese guidelines for allergic conjunctival diseases 2017[J]. Allergol Int, 2017, 66(2): 220-229.

27. Huang C, Liu W, Hu Y, et al. Updated prevalences of

asthma, allergy, and airway symptoms, and a systematic review of trends over time for childhood asthma in Shanghai, China[J]. PLoS One, 2015, 10: e0121577.